Zukunft-Huber Die ungestörte Entwicklung des Säuglings

Meinem Vater

Barbara Zukunft-Huber

Die ungestörte Entwicklung des Säuglings

Das erste und entscheidende Lebensjahr

Fotos zu allen natürlichen Bewegungsphasen
Mit zahlreichen Tips, wie Eltern Fehlhaltungen ihrer Kinder erkennen und vermeiden können

TRIAS THIEME HIPPOKRATES ENKE

Anschrift der Autorin:

Barbara Zukunft-Huber
Bodelschwinghstraße 41
D-7950 Biberach

Umschlaggestaltung und Konzeption der Typographie:
B. und H. P. Willberg, Eppstein/Ts.

Umschlagzeichnungen:
Friedrich Hartmann, Stuttgart

CIP-Titelaufnahme der Deutschen Bibliothek

Zukunft-Huber, Barbara:
Die ungestörte Entwicklung des Säuglings : das erste und entscheidende Lebensjahr ; Fotos zu allen natürlichen Bewegungsphasen. Mit zahlreichen Tips, wie Eltern Fehlhaltungen ihrer Kinder erkennen und vermeiden können / Barbara Zukunft-Huber. – Stuttgart : TRIAS – Thieme Hippokrates Enke, 1990
ISBN 3-89373-118-0
NE: HST

Satz und Druck:
Druckhaus Götz KG, D-7140 Ludwigsburg
(Linotype System 5 [202])

ISBN 3-89373-118-0 1 2 3 4 5 6

Wichtiger Hinweis:
Wie jede Wissenschaft ist die Medizin ständigen Entwicklungen unterworfen. Forschung und klinische Erfahrung erweitern unsere Erkenntnisse, insbesondere was Behandlung und medikamentöse Therapie anbelangt. Soweit in diesem Werk eine Dosierung oder eine Applikation erwähnt wird, darf der Leser zwar darauf vertrauen, daß Autoren, Herausgeber und Verlag große Sorgfalt darauf verwandt haben, daß diese Angabe dem Wissensstand bei Fertigstellung des Werkes entspricht.
Für Angaben über Dosierungsanweisungen und Applikationsformen kann vom Verlag jedoch keine Gewähr übernommen werden. Jeder Benutzer ist angehalten, durch sorgfältige Prüfung der Beipackzettel der verwendeten Präparate und gegebenenfalls nach Konsultation eines Spezialisten festzustellen, ob die dort gegebene Empfehlung für Dosierungen oder die Beachtung von Kontraindikationen gegenüber der Angabe in diesem Buch abweicht. Eine solche Prüfung ist besonders wichtig bei selten verwendeten Präparaten oder solchen, die neu auf den Markt gebracht worden sind. Jede Dosierung oder Applikation erfolgt auf eigene Gefahr des Benutzers. Autoren und Verlag appellieren an jeden Benutzer, ihm etwa auffallende Ungenauigkeiten dem Verlag mitzuteilen.

Zu diesem Buch

Mit der Geburt beginnt ein neues selbständiges Leben. In den ersten zwölf Monaten, bis Ihr Kind frei stehen kann, ist es ganz besonders auf ihre tägliche Pflege mit allen dazugehörenden Änderungen der Körperlagen angewiesen. In diesem Alter nehmen Sie einen erheblichen Einfluß auf die spätere Entwicklung, besonders auch auf die normale Bewegungsentwicklung. Dabei sollten Sie beachten, daß zwischen körperlicher und geistiger Entwicklung enge Wechselwirkungen bestehen, so daß Sie über körperliche Anregungen auch Einfluß auf die geistige Entwicklung Ihres Kindes nehmen.

Oft taucht die Frage auf: Wie soll ich mein Kind hinlegen – auf den Bauch, auf den Rücken, auf die Seite? Wann soll das Kind hingesetzt werden, kommt es auch alleine zum Sitzen?

Die normale, ungestörte Bewegungsentwicklung

Jede Entwicklung verläuft gesetzmäßig und stetig. Besonders betrifft dies die Bewegungsentwicklung der Säuglinge im ersten Lebensjahr.

An Hand von gewissen Bewegungsmustern kann man sogar das Alter, hier motorisches Entwicklungsalter genannt, abschätzen. Zeigt ein Kind z. B. den »Hand-Becken-Stütz«, so ist es von der Bewegung her gesehen ein halbes Jahr. Dreht sich das Kind zu beiden Seiten vom Rücken auf den Bauch, so wird es als ein sieben Monate altes Kind angesehen. Diese Werte wurden durch Untersuchungen an tausend Kindern festgehalten (Münchner Funktionelle Entwicklungsdiagnostik*). Zeigen 90% der untersuchten Kinder mit sechs Monaten den »Hand-Becken-Stütz«, so wird dies die Norm für ein halbes Jahr. Dabei sollte man beachten, daß einige Kinder diese gesetzmäßigen Entwicklungsstufen eher und andere diese auch einige Wochen später errei-

---

* Die Münchner Funktionelle Entwicklungsdiagnostik (MFED) wurde von Hellbrügge und Mitarbeitern entwickelt. Sie dient zur Diagnostik im ersten Lebensjahr.

chen. Für Frühgeborene gilt die Regel, daß die Zeit des Zufrühgeborenseins vom Lebensalter abgezogen werden darf (BRANDT*).

Die Entwicklung zum Krabbeln wird in allen Büchern aus der Bauchlage aufgezeigt. Schon aufgrund dieser Körperlage wird das Kind angeregt, seinen Kopf zu heben. Auf dem Bauch lernt es sich zu stützen, aufzurichten und vorwärts zu kommen. Bis das Kind krabbeln kann, übt es in den ersten Monaten sein Gleichgewicht mit Stütz- und Beweglichkeitsübungen.

Die normale Bewegungsentwicklung auf dem Bauch

Der junge Säugling liegt in gebeugter Haltung. Diese Beugung betrifft die Arme und Beine. Da das Becken durch die starke Beugung der Beine von der Unterlage abgehoben ist, ruht das Körpergewicht des Säuglings auf der Wange, der Brust und auf den seitlich liegenden Unterarmen.

Ab dem dritten, vierten Monat fängt das Kind an, das Gleichgewicht zu halten. Voraussetzung dafür ist, daß beide Ellbogen vor der Schulterlinie liegen, die starke Beugehaltung im Becken nachläßt und das Körpergewicht auf dem Bauch liegt. Mit drei Monaten verlagert es sein Körpergewicht von der Brust zum Bauch. Dieses Bewegungsmuster ist der »Ellbogen-Becken-Stütz«, und nur aus dieser Lage heraus kann das Kind seinen Kopf frei bewegen. Hebt es mit vier Monaten einen Arm hoch, so stützt es sich auf den liegenden Ellbogen ab und verlagert das Gewicht zur Seite. Für diese schweren Gleichgewichtsübungen benötigt es natürlich eine ebene, stabile Unterlage, am besten eine warme Decke auf dem Boden.

Im Laufe der nächsten Monate richtet das Kind sich immer höher auf. Es streckt mit sechs Monaten seine Ellbogen durch und

* BRANDT ist der Name einer Kinderärztin. Sie hat die Griffiths Entwicklungsskalen für Deutschland bearbeitet.

stützt sich auf die geöffneten Hände. Wieder findet dabei eine Verlagerung des Körpergewichtes statt, nämlich zum Becken. Dies nennt man den »Hand-Becken-Stütz«.

Mit sieben Monaten ist die Stützfunktion der Arme so stark, daß das Kind sich rückwärts schiebt. Streckt es dabei den gesamten Körper durch, so tragen Hände und Oberschenkel das Gewicht. Fast wie von selbst lernt das Kind, seine Beine zu belasten. Die seitliche Gewichtsverlagerung trainiert es mit dem »Einzel-Hand-Beckenstütz«.

Kann es mit acht Monaten beim Rückwärtsschieben das Becken von der Unterlage abheben, entdeckt es den »Hand-Knie-Stütz«. Für das Krabbeln fehlt dem Kind aber noch die seitliche Gewichtsverlagerung. Diese trainiert es auf dem Bauch durch das »Körperkreisen«. Es dreht sich dabei auf dem Bauch um seinen Nabel nach rechts und nach links. Beherrscht nun das Kind auf dem Bauch die Gewichtsverlagerung zur Seite und nach hinten, so entwickelt es die Vorwärtsbewegung. Die meisten Kinder robben mit neun Monaten. Mit Hilfe des gebeugten Unterarmes zieht es seinen Körper auf dem Ellbogen zur Seite nach vorne. Die Beine beteiligen sich dabei noch wenig.

Mit zehn Monaten entdeckt das Kind den »Vierfüßlerstand«. In dieser Haltung schaukelt es in der Längsrichtung hin und her. Es belastet dabei im Wechsel Hände und Knie. So übt es sein Gleichgewicht für das Krabbeln. Erst dann krabbelt das Kind zügig. Hat es dabei genügend Sicherheit gewonnen, so entdeckt es den »Hand-Fuß-Stütz«. Es stützt sich dabei auf die Hände und Füße, streckt seine Knie und hebt den Po hoch. Es geht dann wie ein Bär mit durchgestreckten Armen und Beinen auf Hand- und Fußflächen vorwärts. Aus dieser Haltung kommt es auch zum Stand.

Die freie Bewegung auf dem Bauch ist also für Ihr Kind sehr wichtig. Dort lernt es sich aufzurichten, auf die Arme zu stützen, seine Beine zu belasten, über den Vierfüßlerstand das Krabbeln und später über den Hand-Fuß-Stütz das Stehen.

Aber wie trainiert das Kind seine Sitzmuskeln und wann setzt es sich selbst hin?

Die Rückenlage als Voraussetzung zum Sitzen

Für die Entwicklung auf dem Rücken fehlen in den meisten Entwicklungsbüchern Bewegungsanalysen.

Bei genauer Betrachtung der Rückenlage kann aber ein Bezug zum späteren Sitzen hergestellt werden.

Bis zum dritten Monat hat der Säugling reflektorische Körperbewegungen. Klatscht man bei einem Neugeborenen auf die Unterlage, so antwortet er mit Abstreckreaktionen der Arme und Beine, dem Moro-Reflex (holokinetische Phase, VOJTA*). Dieser Moro-Reflex geht im zweiten Monat in die Phase der Körperreaktionen über (dystone Phase, VOJTA).

Erst mit drei Monaten lernt der Säugling, sich auf dem Rücken zu halten. Er nimmt beide Hände vor sein Gesicht (Hand-Hand-Zusammenspiel) und beugt gleichzeitig beide Beine an. Dabei können die Fersen die Unterlage noch berühren oder werden in die Luft angehoben (VOJTA).

Mit vier Monaten ist die Rückenlage eine Unterstützung für die Arm- und Beinbewegungen des Säuglings. Der Nacken und der Oberkörper sind gestreckt, beide Beine abgespreizt, nach außen gedreht und gebeugt. Betrachtet man dieses »Muster« unter dem Gesichtspunkt des Sitzens, so sitzt der Säugling in liegender Haltung. Mit fünf Monaten wird dieses Sitzen perfekter. Er betastet liegend seine Oberschenkel, sieht seine Füße an, die Sitzhaltung ist vollständig. Sein Rumpf kann durch den sicheren Halt auf der Unterlage nicht schief werden.

Mit sechs Monaten nimmt der Säugling seine Füße in die Hände, mit sieben Monaten in den Mund. Bei dieser Bewegung findet eine Körpergewichtsverlagerung statt. Sein Gewicht verlagert es zum Kopf hin. Dabei dehnt sich vor allem die Lendenwirbelsäule.

* VOJTA ist der Name eines Neurologen und Kinderneurologen. Die nach ihm benannte Methode wird bei Bewegungsstörungen angewandt.

Erst wenn das Kind alle diese Bewegungsmuster liegend beherrscht und seine Muskeln kräftig genug sind, richtet es sich über die Seite erstmals auf. Dabei schiebt es sich mit den Armen seitlich hoch und entdeckt so den »schrägen Sitz« (VOJTA).

Wird der Säugling vor dieser Zeit in seiner Bewegungsentwicklung gestört, d. h. zu früh passiv hingesetzt, so besteht Gefahr für seine körperliche Gesundheit.

Viele Kinder bleiben dann in ihrer normalen Bewegungsentwicklung zurück, obwohl sie neurologisch gesund sind. Wichtige Bewegungsabläufe auf dem Bauch, Rücken oder der Seite können sie sitzend nicht erlernen. Auf dem Bauch hat der Säugling keine Übung für seine Rückenstreckermuskulatur, auf dem Rücken fehlt ihm das Bauchmuskeltraining und die Gewichtsverlagerung zum Kopf, auf der Seite wird ihm die Stärkung der seitlichen Rumpfpartie genommen. Die frühe Sitzhaltung bedeutet eine Überforderung der Wirbelsäule. Sie kann die Last des Körpers in der Senkrechten noch nicht tragen, Fehlhaltungen der Wirbelsäule können die Folge sein.

Besonders gefährlich wirkt sich das passive Hinsetzen für bewegungsgestörte Kinder aus. Sie benötigten für ihre Bewegungsentwicklung eine längere Zeit als die normal entwickelten Kinder.

Hinzu kommen pathologische Haltungsmuster, die sich bei der Bewegung auf ebenem Boden wenigstens nicht so deutlich verstärken. Jede Pathologie verfestigt sich in der Senkrechten. Setzt man z. B. ein Kind mit spastischer Diparese auf den Stuhl, obwohl es diese höhere Position aus eigener Kraft noch nicht erreichen kann, so ist der Rumpf schon nach kurzer Zeit schief, seine Beine werden durch die unsichere Lage steifer, seine Bewegungsstörung wird schlimmer. Die Wirbelsäule kann sogar verkrümmen. Es muß also genau abgewogen werden, welchen Vorteil das Sitzen diesem Kind verschaffen soll, um diese Verschlimmerung zu rechtfertigen.

Mit der Vorstellung, bequem und entwicklungsfördernd zu sein, wurden Wippliegen entwickelt. Durch die Schrägstellung des Rückenteils kommt der Säugling in eine Sitzhaltung. Dabei kann das

Körpergewicht nicht, wie dies im Liegen auf dem Rücken der Fall ist, zum Kopf hin verlagert werden, sondern es wird auf die Lendenwirbelsäule gepreßt. Der untere Teil der Wirbelsäule wird dadurch gestaucht. Wirbelsäulenfehlhaltungen können die Folge sein. Ungünstig wirkt sich das Gerät auch auf die Bewegungsentwicklung der Beine aus. Die wichtige Beugehaltung der Beine ist nicht möglich. Es wird eher eine Streckung eingeübt, die in den ersten Monaten schädlich ist.

Die Seitenlage als Voraussetzung zum Laufen

Die Bewegungsentwicklung auf der Seite wird in der Literatur wenig beachtet. Es fehlen Normen.

Betrachtet man die Seitenlage mit all ihren Bewegungsmustern, so stellt man fest, daß dort Bewegungselemente des Laufens zu finden sind, daß das Kind liegend sogar »läuft«.

Mit vier Monaten rollt sich das Kind auf die Seite. Dieses Rollen ist noch ohne Gewichtsverlagerung. Seine Arme und Beine hält es dabei vor seinem Körper.

Mit fünf Monaten kommt beim »Auf-der-Seite-Liegen« eine seitliche Beckenbewegung hinzu. Durch die seitliche Beckenbewegung nach dorsal und ventral vergrößert sich der Bewegungsradius der Beine, das Hüftgelenk kann als Kugelgelenk in Anspruch genommen werden (VOJTA). Sieht man genau hin, so findet eine Beindifferenzierung statt. Das obere Bein wird mehr gebeugt, das untere mehr gestreckt. Mit sechs Monaten, wenn das Kind sich über die Seite vom Rücken auf den Bauch dreht, ist das Laufmuster im Liegen auf der Seite ausgeprägt. Es hebt seinen Kopf, stützt sich auf die untere Schulterpartie, die untere Rumpf- und Beckenhälfte und das untenliegende gestreckte Bein. Der obere Arm zieht gezielt zur anderen Seite, die obere Rumpfhälfte ist zusammengezogen, das Becken schräg gestellt, das obere Bein gebeugt. Die untere Seite ist die stützende, die obere Seite die bewegliche. Die Beine bewegen sich im Schreitautomatismus.

Mit sieben Monaten kann es sich zu beiden Seiten gleich gut drehen. Ständig wechselt es Stütz- oder Spielseite, je nachdem, zu welcher Seite es sich dreht. Die untere Seite ist die Stütz-, später die Standbeinphase, die obere Seite die fortbewegende – Spielbeinphase. Auf diese Weise werden alle Muskelgruppen im Liegen für das Laufen trainiert. Das Kind »läuft« also beim Drehen über die Körpermitte zur anderen Seite.

Dreht sich das Kind im achten Monat vom Bauch auf den Rücken, so vollzieht es eine Gegenbewegung von Schulter- und Beckengürtel, eine Drehung der Wirbelsäule. Diese Gegenbewegung haben wir automatisch beim Gehen.

Beim Drehen auf dem Bauch um seine Körperachse (Achse = senkrechte Linie durch den Nabel), entdeckt das Kind die Seitenlage. Oft bleibt es auf der Seite wie ein »liegender Gartenzwerg«. In dieser Haltung stützt es sich auf den unteren Ellbogen, während es mit dem freien Arm spielt. Das untere Bein liegt gestreckt und ist belastet, das obere Bein benützt es vor dem Körper gebeugt zum Balancieren. Den Rumpf hält es auf der Seite im Gleichgewicht. Das Kind übt so den Schreitautomatismus weiter ein.

So trainiert es liegend alle Voraussetzungen für sein späteres Laufen und kommt dann erst in die Aufrichtung zum Kniestand.

Wird vor dieser Zeit in die Bewegungsentwicklung von außen eingegriffen, d. h. das Kind passiv hingestellt, so könnte dies negative Folgen für seine Beinentwicklung haben. Eine zu früh provozierte Streckhaltung der Beine, die sich liegend verbessern könnte, wird verstärkt – der gesunde Säugling streckt seine Knie erst mit sieben Monaten. Zehenspitzenstand oder Fußfehlhaltungen können die Folge sein.

Jedes Kind stellt sich erst dann auf, wenn es die Voraussetzungen dafür liegend eingeübt hat.

Aus der Vorstellung heraus, daß Kinder in der senkrechten Haltung stehen und laufen lernen sollen, werden Babyhopser und

Lauflerngeräte verwendet. Mit ihnen werden dem Kinde wichtige Bewegungsabläufe, wie

»zum Stehen Hochkommen« und dann im Stehen »die Balance Halten«

abgenommen. Dies sind aber wichtige Voraussetzungen für die Gleichgewichtsreaktionen zum späteren Laufen.

Kinder brauchen für ihre Bewegungsentwicklung keine Geräte. Geräte nehmen dem Kind seinen natürlichen Bewegungsdrang, behindern sie in der Bewegungsentwicklung und können zu Fehlhaltungen führen.

Liegen als Voraussetzung für die Greifentwicklung

Der gesunde Säugling kennt noch keine isolierten Bewegungen. In den ersten Monaten reagiert er auf äußere Reize mit unkontrollierten Bewegungen der Arme und Beine.

Mit fortschreitender Gehirnentwicklung lernt er seinen Körper zu halten und kann sicher auf dem Rücken liegen. Am Ende des dritten Monats liegt das Kind gerade auf dem Rücken. Weil Kopf, Rumpf und Po fest aufliegen, hat es sicheren Halt. Deshalb kann es die Arme und Beine vor seinem Körper heben. Es spielt mit seinen Händen vor dem Gesicht, betrachtet sie und steckt sie in den Mund. Die Beine sind locker gebeugt und abgespreizt.

Reicht man einem vier Monate alten Säugling eine Rassel von der Seite, gleichgültig von welcher, so bewegt es die halbgeöffnete Hand in Richtung des Gegenstandes. Das Kind ergreift die Rassel, nimmt sie vor sein Gesicht, führt die andere Hand auch an die Rassel und steckt sie in den Mund. Dieses erste Greifen zur Seite geschieht noch mit einem Faustgriff, wobei der Handteller nach unten sieht (MFED).

Man spricht auch von einem ulnarem Greifen. Wieder ist bei diesem Spiel der ganze Körper mitbeteiligt. Der Oberkörper liegt gestreckt, die Beine sind in Hüfte und Knie gebeugt und die Füße berühren sich in der Luft.

Mit fünf Monaten kann es sein Gleichgewicht auf dem Rükken sehr gut halten. Die Haltung auf dem Rücken gleicht der Sitzhaltung. Der Rücken ist gestreckt und die Beine in der Luft angewinkelt. Mit dieser sicheren Ausgangsbasis greift es immer sicherer.

Es wechselt den Klotz vor seinem Körper von einer Hand in die andere, wobei es seinen Daumen am Greifen mit beteiligt (MFED). Im sechsten und siebten Monat greift es nach seinen Füßen. Dieses gelingt ihm aber nur, wenn es liegt, denn es muß dabei sein Körpergewicht zum Kopf hin verlagern können.

Mit einem halben Jahr dreht sich der Säugling vom Rücken auf den Bauch. Dabei verlagert es sein Körpergewicht zur Seite und greift mit der Hand über die Körpermitte zur anderen Seite. Damit beginnt das radiale Greifen (VOJTA).

Für seine Gleichgewichtsübungen benötigt es wieder eine feste, ebene Unterlage.

Mit acht Monaten spielt es gerne auf der Seite. In dieser Haltung stützt es sich auf den unten liegenden Ellbogen, hält seinen Rumpf auf der Seite und belastet seinen unteren Oberschenkel. Durch diesen sicheren Halt, kann es den freien Arm in die Luft strecken und mit der Hand nach oben greifen. Mit dieser Armstreckung beginnt die Feinmotorik der Hand (VOJTA). Es greift ein Plättchen nur mit Mittel-, Zeigefinger und Daumen. Das Plättchen liegt mehr radial und näher den Fingerspitzen (MFED).

Erst jetzt hat es alle Voraussetzungen für neue Fingerfertigkeiten. »Die Reifung der Greifbewegung schreitet von den großen Muskeln der Schulter und des Oberarmes zu den feineren des Handgelenks, Daumens und Zeigefingers vorwärts« (HALVERSON, MFED).

Um all diese Fingerfertigkeiten beherrschen zu lernen, benötigt es freien Bewegungsraum, keine vorgegebenen Haltungen, wie z. B. das passive Hinsetzen.

Üblicherweise wird die Greifentwicklung des Kindes auf dem Schoß der Mutter getestet, obwohl es sich noch nicht selbst hinsetzen kann. Beachtet man nun all die wichtigen Kriterien zur Greifentwicklung wie z. B. das über die Mittegreifen oder das nach oben Greifen, so ist es sicher hilfreich, das Kind liegend zu testen.

Besonders sollte dies bei der Behandlung behinderter Kinder berücksichtigt werden. Übt man im Sitzen feine Greifbewegungen, so kann das Kind nie die wichtige Voraussetzung für das radiale Greifen, wie »Über-die-Mitte-Greifen«, trainieren. In der Sitzposition gebraucht es nur einen kleinen Aktionsradius, nie den Bewegungsablauf über die Mittellinie oder nach oben.

Der gesunde Säugling reagiert bei all seinen Greifbemühungen mit dem ganzen Körper. Er muß in Rückenlage, Seitenlage beim Krabbeln und später beim Sitzen sein Gleichgewicht halten können.

Kinder mit spastischer Diparese haben bei all ihren Greifbemühungen krankhafte Mitbewegungen des Körpers; diese Mitbewegungen hindern das Kind sein Gleichgewicht halten zu können. Wie schwer muß es für dieses Kind sein, im Sitzen seinen Oberkörper gegen die Schwerkraft zu halten und dann noch feine Greifübungen nachzuvollziehen.

Die Therapie mit bewegungsgestörten Kindern zeigt am eindrucksvollsten grundlegende Voraussetzungen der normalen Bewegungsentwicklung. Am deutlichsten läßt sich dies über die VOJTA-Therapie aufzeigen.

Betrachtet man die VOJTA-Therapie, so stellt man fest, daß alle Übungen liegend, auf dem Bauch, auf dem Rücken und auf der Seite stattfinden. Mit bestimmten Druckpunkten auf den Haupt- und Nebenzonen, beim Reflexkriechen und dem Reflexumdrehen, werden Teilmuster der normalen Bewegungsmuster angebahnt. Durch Halten bestimmter Druckpunkte kommt der ganze Körper, vom Kopf bis zu den Finger- und Zehenspitzen, in eine vorher bestimmbare Muskelanspannung. Auf dem Bauch werden so Teilmuster des Krabbelns, auf dem Rücken Teilmuster des Sitzens und auf der Seite Teilmuster des

Laufens angebahnt. Erst wenn das Gehirn des bewegungsgestörten Kindes lang genug mit diesen Mustern aktiviert worden ist, krabbelt, stellt und setzt sich das Kind selbst hin.

Grundlegende Voraussetzungen dafür sind ein noch zu bahnendes Gehirn und die sichere Lage auf dem Boden während und nach der Therapie.

Wichtig ist die freie Bewegung nach der Therapie auf dem Boden. Nur so besteht für das Kind die Möglichkeit, die angebahnten normalen Bewegungsmuster umzusetzen; Therapieerfolge bestätigen die Notwendigkeit der freien Bewegung.

Diese Erkenntnisse lassen sich auch auf die normale Bewegungsentwicklung übertragen. Auf dem Bauch lernt das Kind krabbeln, auf dem Rücken übt es das Sitzmuster und auf der Seite kräftigt es die Laufmuskeln. Die sichere Unterlage des Bodens gibt dem Kind die Möglichkeit, ohne Bewegungsverunsicherung und Haltungsfehler krabbeln, laufen und sitzen zu lernen.

Üblicherweise wird das Sitzalter mit »Hochziehen zum Sitzen« und das Laufalter im »senkrecht gehaltenen Stand« dargestellt. Es liegen für die Beurteilung des Sitz- und Laufalters keine Bewegungsbeobachtungen zugrunde, sondern Untersuchungstechniken.

In diesem neuen Elternbuch wird auf jegliches Eingreifen in den natürlichen Bewegungsdrang verzichtet. Es wird nie eine Haltung vorgegeben, alle Funktionsbereiche werden nur in der Position dargestellt, die das Kind selbst einnimmt. Das Buch umfaßt sechs Entwicklungsbereiche:

die Bewegungsentwicklung auf dem Bauch – zum Krabbeln,
die Bewegungsentwicklung auf dem Rücken – zum Sitzen,
die Bewegungsentwicklung auf der Seite – zum Laufen,
die Bewegungsentwicklung des Greifens,
die Entwicklung der Sinnesorgane (Auge und Ohr) und der räumlichen Wahrnehmung,
die Entwicklung des zwischenmenschlichen Kontaktes, des Umweltkontaktes.

Von Monat zu Monat wird die Entwicklung im ersten Lebensjahr des Kindes kontinuierlich durch Fotografien veranschaulicht. Dadurch erhält man Einblick in den stufenweisen Aufbau und den dazugehörigen Übergangsformen der normalen Bewegungsentwicklung.

Die Bedeutung der aktiven Bewegung für die Entwicklung der psychischen Funktionen wird durch das Ausbilden des Körperschemas, durch die Orientierungsfähigkeit der Sinnesorgane zur Außenwelt und die daraus resultierenden Greif-Fortbewegungs- und Experimentierversuchen verdeutlicht. Systematisch können die Eltern jeden weiteren Entwicklungsschritt verfolgen und die notwendigen Aufbaustufen erkennen.

Grundlagen für dieses Entwicklungsbuch sind neurologisches und psychologisches Erfahrungsgut.

Die neurologischen Bewegungsgrundlagen gründen auf dem Buch »Die zerebralen Bewegungsstörungen im Säuglingsalter« von VOJTA und der Tabelle »Das erste Lebensjahr« von VOJTA. Das wissenschaftliche Fundament bietet die »Münchner Funktionelle Entwicklungsdiagnostik« von HELLBRÜGGE und Mitarbeitern. Es wurde versucht, die Bewegungsentwicklung in dieses Schema einzuordnen.

Das kognitive Verfahren beruht auf den sensomotorischen Entwicklungsskalen von UZGIRIS/HUNT, die auf der Lehre PIAGET'S basieren.

Dieses Elternbuch soll Mut geben, die Kinder so lange auf dem Boden zu lassen, bis sie sich selber Hinstellen und Hinsetzen können. Sie können alle Bewegungsabläufe ihres Kindes an Hand der Abbildungen von Monat zu Monat im Buch verfolgen. Da die Bewegungsentwicklung gesetzmäßig verläuft, werden die Eltern jedes Bewegungsmuster ihres Kindes wiederfinden und erhalten Einblick über den jeweils erreichten Entwicklungsstand ihres Kindes. Sie können dann selbst beurteilen, wann sich z. B. das gesunde Kind selbst hinsetzt.

Die zahlreichen »Tips für Eltern« sollen ihnen Entscheidungshilfen für die jeweiligen alltäglichen Probleme geben.

Mit dem Kapitel über die »Alarmzeichen im ersten Lebensjahr« werden den Eltern direkte Beobachtungen über mögliche Klippen der motorischen Entwicklung vermittelt, wann z. B. die Entwicklung einen eventuell pathologischen Weg nehmen könnte. Hier keine Zeit zu versäumen und direkt fachkundige Auskunft zu suchen, zeigt dieses Buch besonders eindringlich.

Behinderte Kinder brauchen eine längere Zeit bis sie neue Bewegungsabläufe erlernen. Sie können nur auf der Entwicklungsstufe gefördert werden, die sie selbst aus eigenen Kräften erreichen. Verkennt man die vielen notwendigen Übergangsstufen, so läuft man Gefahr, das Kind in eine Bewegungsunsicherheit zu bringen. Muskuläre Verspannungen, Haltungsschäden und Fußdeformitäten können die Folge sein. Hier nichts zu übersehen soll ein weiteres Anliegen dieses Buches sein.

BARBARA ZUKUNFT-HUBER

Die Bewegungsentwicklung auf dem Bauch

Neugeborenes

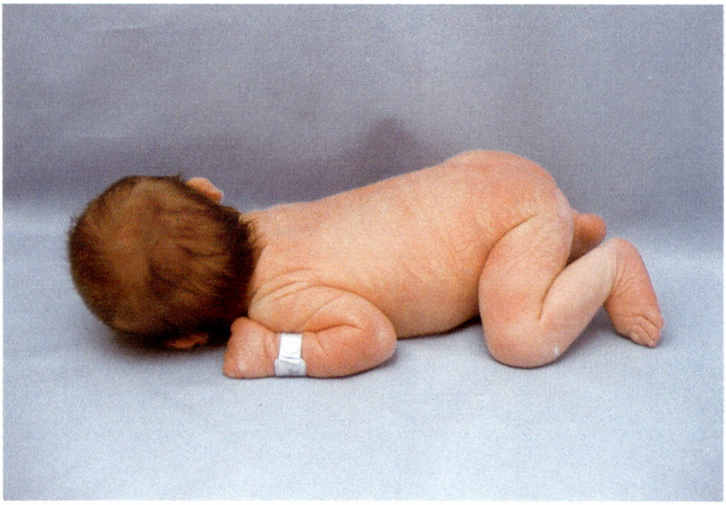

Abb. 1 Typische Beugung der Arme und Beine.

Typische Neugeborenenhaltung

Das Neugeborene beugt seine Arme seitlich neben dem Rumpf und hält die Hände zur Faust geschlossen. Die Beine sind zur Seite abgespreizt und gebeugt, die Füße hochgezogen. Durch die massive Beugung der Beine ist das Becken von der Unterlage abgehoben. Um Luft zu holen, wendet es seinen Kopf nach beiden Seiten, wobei sein Körper mit reagiert.

Das gesunde Neugeborene kennt noch keine isolierten Bewegungen und hat noch nicht die Fähigkeit, sich zu stützen.

- Dreht Kopf nach beiden Seiten
- Beugt Arme seitlich mit gefausteten Händen
- Beugt und spreizt Beine seitlich ab, zieht Füße hoch
- Hebt Becken von der Unterlage ab

Tip für Eltern:

Für den Transport des Kindes ist der Kinderwagen auch heute noch unentbehrlich. Ein Sportwagen mit verstellbarem Rückenteil ist am vielseitigsten und kann schon von Anfang an, bis Ihr Kind frei läuft, benutzt werden. Bleibt Ihr Kind mit sechs Monaten nicht mehr auf dem Rücken, so kann das Rückenteil flach gestellt werden, und der Säugling kann beim Spazierenfahren auf dem Bauch liegen. Dadurch vermeiden Sie ein vorzeitiges Hinsetzen des Säuglings, und sein Rücken wird somit geschont.

Ende
1. Monat

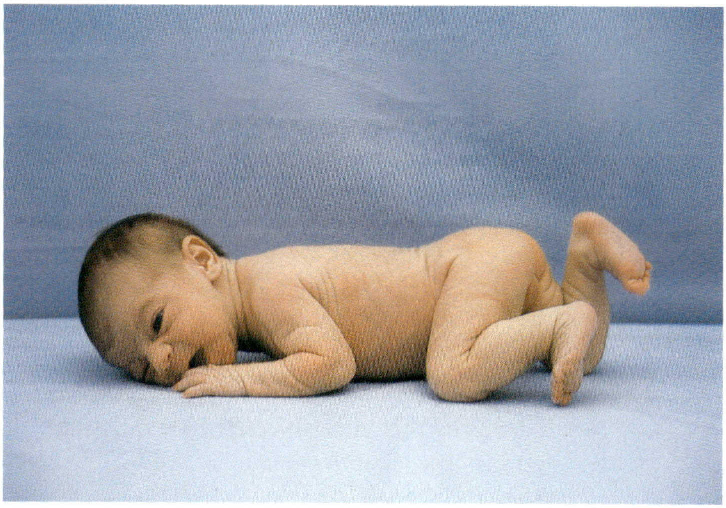

Abb. 2 Die Bauchlage ist instabil, das Baby kann sich noch nicht abstützen.

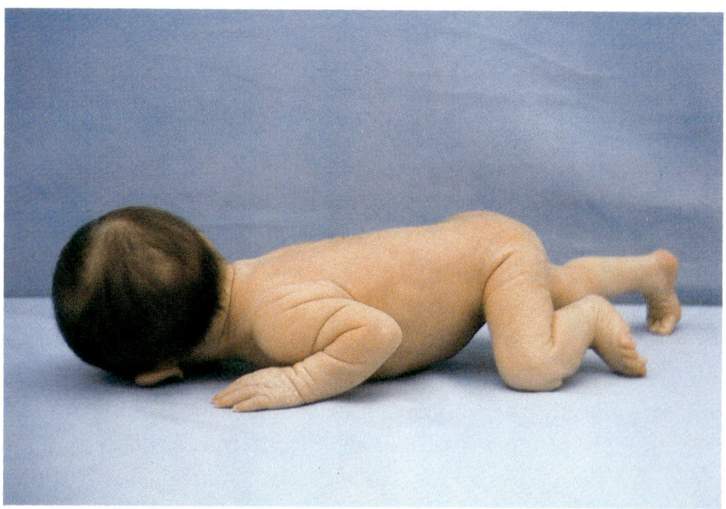

Abb. 3 Bewegt die Beine unwillkürlich.

Es dreht den Kopf nach beiden Seiten, kann sich aber noch nicht aufrichten

Kurz hebt es auf dem Bauch seinen Kopf an und dreht ihn unsicher nach rechts und links. Dabei ruht sein Körpergewicht auf den seitlich liegenden Unterarmen, der Brust und der aufliegenden Wange. Das Becken ist von der Unterlage abgehoben, die Beine noch total gebeugt. In dieser Körperhaltung kann es sich nicht abstützen, es liegt deshalb labil.

Bewegt die Beine unwillkürlich

Ist das Baby wach, so bewegt es seine Beine abwechselnd gebeugt und gestreckt fast wie beim Kriechen. Es ist aber ein primitives Kriechen, denn alle Gelenke sind bei der Beugung und Streckung bis zu den Zehen ganz gebeugt und gestreckt. Diese Bewegungen sind noch unwillkürlich, wie so viele andere Bewegungen des jungen Säuglings. Seine Hände liegen neben seinem Gesicht.

- Dreht Kopf nach beiden Seiten
- Beugt Arme neben dem Körper
- Hebt Becken ab
- Beugt Beine in Hüften und Knien
- Es stützt sich nicht, sondern ruht auf seinen seitlich liegenden Unterarmen, Brust und der aufliegenden Wange

Ende
2. Monat

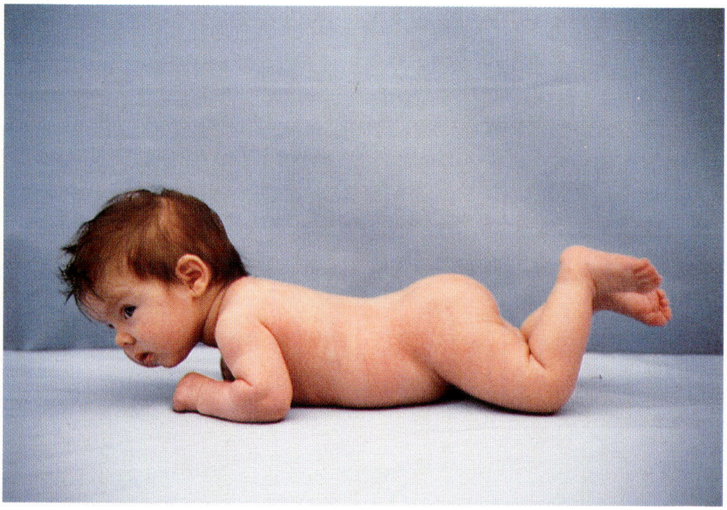

Abb. 4 Es hebt kurz den Kopf, um zu sehen. Die starke Beugung der Beine läßt nach.

Der Unterarmstütz

Immer mehr möchte das Kind von seiner Umwelt sehen. Nur wenig hebt es den Kopf in der Mitte an und stützt sich dabei kurz auf seine Unterarme. Sein Körpergewicht verlagert es mehr zum Brustbein, wobei das Becken sich durch die abnehmende Hüftbeugung der Unterlage nähert und die Beine anfangen, sich nach außen locker zu strecken.

- Hebt Kopf in der Mitte an
- Stützt sich kurz auf den Unterarmen
- Verlagert das Körpergewicht mehr zum Brustbein
- Sein Becken nähert sich der Unterlage
- Starke Beugung der Beine läßt nach

Tip für Eltern:

Hat Ihr Säugling eine Lieblingsseite?
Sieht er nur nach einer Seite?
Häufig sehen junge Säuglinge gerne nach einer Seite, jetzt sollte er nach beiden Seiten gleich gut hinsehen.

Ende
3. Monat

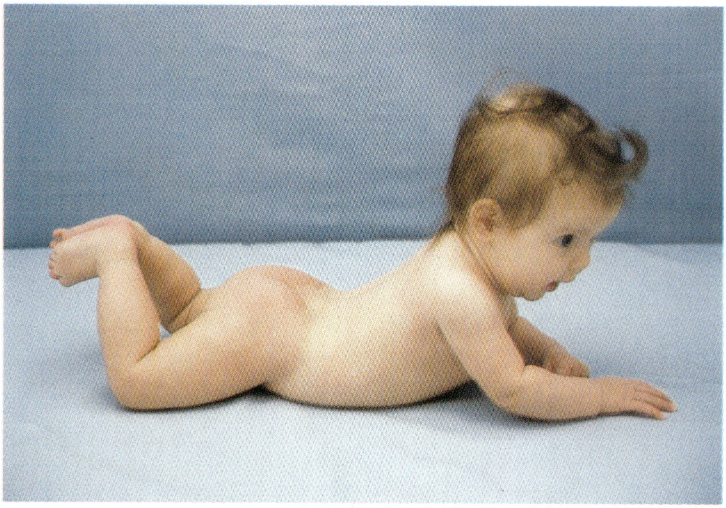

Abb. 5 Es stützt sich auf seine Ellbogen und Becken. Der Kopf und die Unterschenkel sind abgehoben.

Der Ellbogen-Becken-Stütz

Ein wichtiger Abschnitt beginnt auf dem Bauch. Das Kind kann sich auf die Ellbogen abstützen und sein Körpergewicht zum Nabelbereich verlagern. Seine Ellbogen sind vor den Schultern, das Becken liegt fast flach auf der Unterlage. Die Beine ruhen abgespreizt und in den Hüften gestreckt auf der Unterlage, während die Knie in der Luft gebeugt sind und die Füße miteinander spielen. Mit dieser sicheren Ausgangsbasis stützt es sich erstmals auf und kann dadurch den Kopf gut hochhalten.

- Stützt sich auf Ellbogen und Becken
- Beginnt sich aufzurichten
- Hebt und dreht Kopf motiviert
- Verlagert Gewicht zum Nabelbereich

Tip für Eltern:

Sollte Ihr Kind auf dem Bauch ständig weinen oder vom Bauch auf den Rücken kippen, so sprechen Sie mit Ihrem Kinderarzt.

Ende 4. Monat

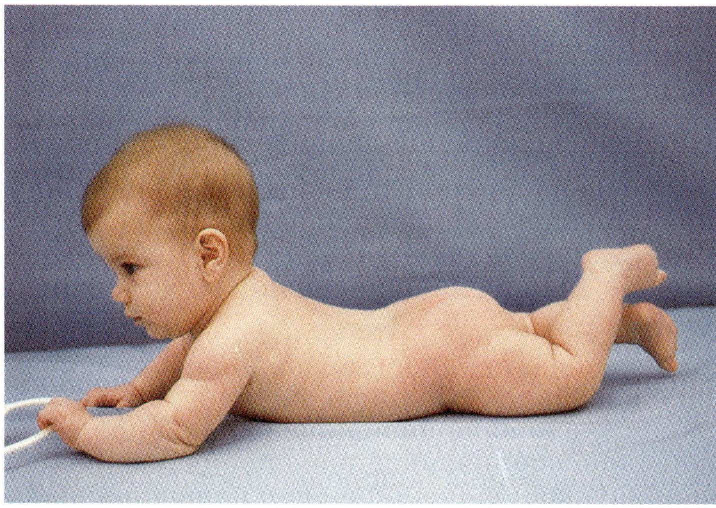

Abb. 6 Es beherrscht den Ellbogen-Becken-Stütz.

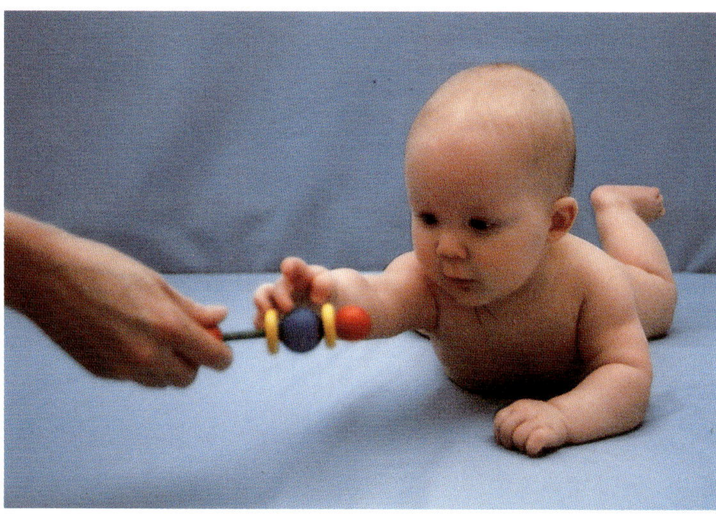

Abb. 7 Es hebt einen Arm und stützt sich mit dem anderen ab. Der Einzelellbogen-Becken-Stütz.

Der sichere Ellbogen-Becken-Stütz

Nun wird sein Gleichgewicht auf dem Bauch immer sicherer. Voraussetzung dafür ist, daß beide Ellbogen vor der Schulterlinie liegen, sein Körpergewicht auf dem Bauch liegt und die starke Beugehaltung im Becken nachgelassen hat. Durch diese sichere Bauchlage kann es sich gut aufrichten, den Kopf in alle Richtungen drehen und auf dem Bauch spielen.

- Hält Gleichgewicht auf dem Bauch

Der Einzelellbogen-Becken-Stütz

Mit der nötigen Sicherheit seiner Stützbasis »Ellbogen–Becken–hochgezogenes Knie« verlagert es das Körpergewicht zur Seite und hebt den entlasteten Arm, um nach dem dargebotenen Spielzeug zu greifen. Ein wichtiges Stadium hat der Säugling nun in seiner Entwicklung erreicht. Er hält sein Gleichgewicht. Dies erfordert differenzierte Muskelarbeit.

- Hebt einen Arm ab, stützt sich mit dem anderen Arm
- Beginnt das Gleichgewicht zur Seite zu verlagern

Tip für Eltern:

Sollte Ihr Kind seine Arme noch ständig nach hinten ziehen und seinen Kopf noch nicht motiviert drehen können, so sprechen Sie mit Ihrem Kinderarzt.

Ende
5. Monat

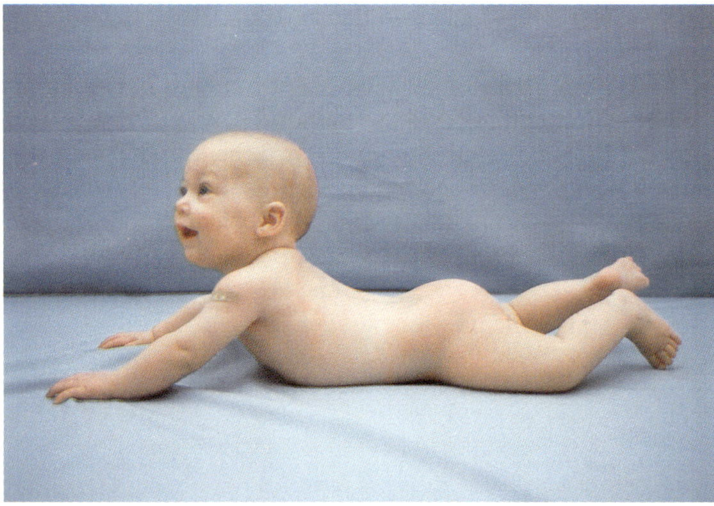

Abb. 8 Beide Arme sind vor dem Körper gestreckt, Becken und Oberschenkel liegen auf. Die Unterschenkel sind locker gebeugt.

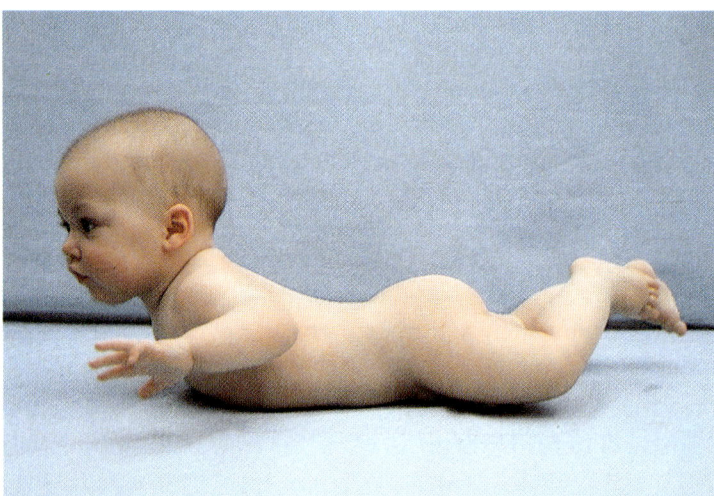

Abb. 9 Das Schwimmen.

Es streckt seine Ellbogen

Sicher ruht es auf dem Bauch. Möchte es sein Spielfeld vergrößern, dann streckt es seine Ellbogen nach vorne durch. Sieht es ein begehrtes Spielzeug außerhalb der Reichweite, so gibt es die sichere Bauchlage auf und schwimmt.

- Streckt Arme nach vorne
- Verlagert Körpergewicht auf dem Bauch
- Becken und Oberschenkel liegen auf, Beine sind abgespreizt, Knie sind gebeugt, Unterschenkel schweben in der Luft

»Es schwimmt«

Das Hauptgewicht seines Körpers liegt auf dem Bauch. Kopf, Brustkorb und Arme hebt es hoch, während die Beine Schwimmbewegungen in der Luft ausführen. Das Kind macht diese Bewegungen nur kurze Zeit, um dann wieder in die sichere Bauchlage zu kommen.

- Es schwimmt, Arme und Beine sind kurzfristig abgehoben

Ende 6. Monat

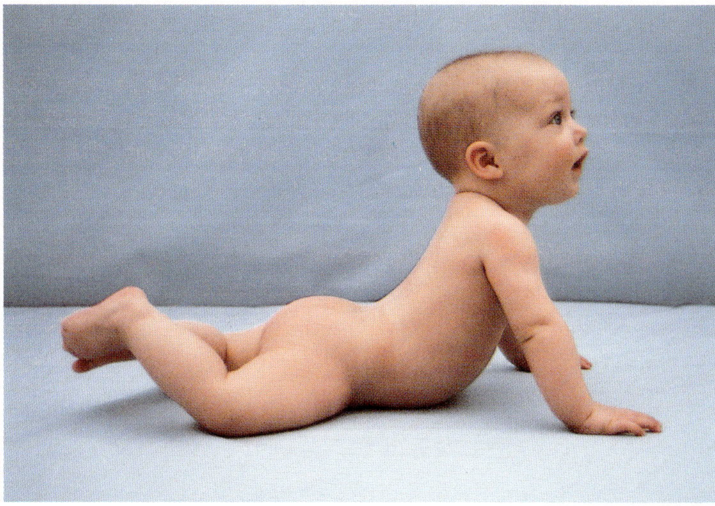

Abb. 10 Der Hand-Becken-Stütz. Kopf, Brust und Unterschenkel sind von der Unterlage abgehoben.

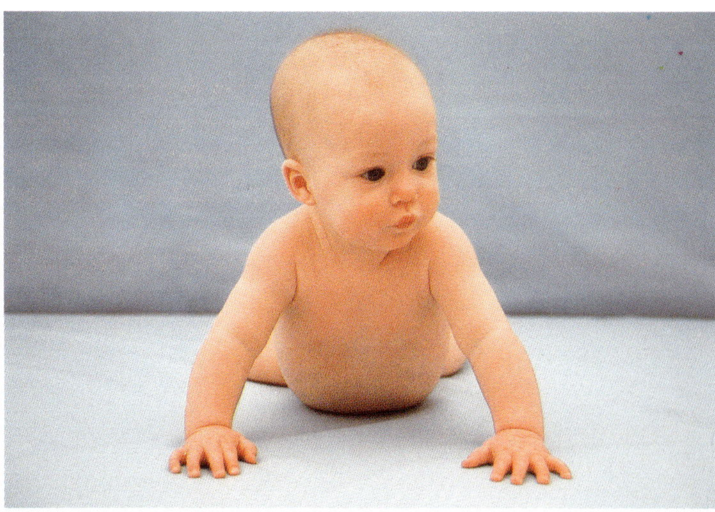

Abb. 11 Es stützt sich nur noch auf seine geöffneten Hände ab. Die Ellbogen sind gestreckt.

Der Hand-Becken-Stütz

Immer höher richtet sich das Kind auf. Dabei streckt es seine Ellbogen durch und stützt sich nur noch auf die geöffneten Hände. Automatisch hebt sich der ganze Brustkorb von der Unterlage ab, und die Wirbelsäule bildet einen durchgehenden Bogen vom Hinterkopf bis zur Pofalte. Das Körpergewicht wird durch die abgestützten Hände zum Becken verlagert. Die Oberschenkel liegen abgespreizt, die Unterschenkel sind in den Knien angewinkelt in der Luft.

- Stützt sich mit den durchgestreckten Ellbogen auf seine geöffneten Hände
- Wirbelsäule ist ganz gestreckt
- Becken und Oberschenkel liegen auf
- Verlagert Körpergewicht zum Becken

Tip für Eltern:

Achten Sie darauf, ob die Hände ganz geöffnet sind. Falls nicht, sprechen Sie mit Ihrem Kinderarzt.

Nach der MFED konnten 90% der Kinder mit 23 Wochen den Hand-Becken-Stütz.

Ende
7. Monat

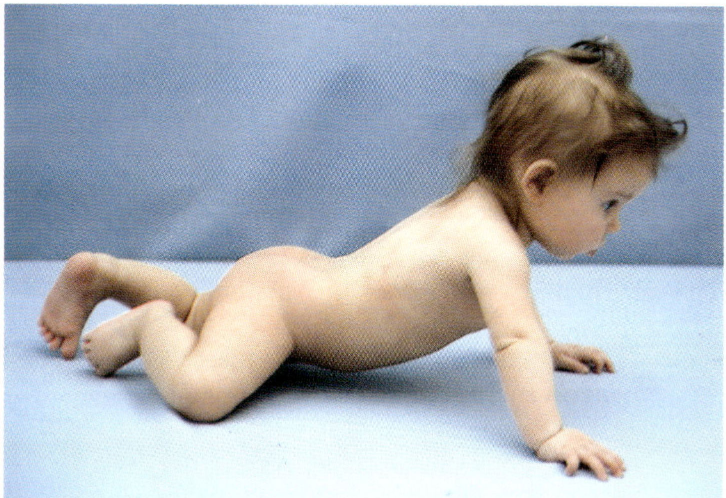

Abb. 12 Der Hand-Oberschenkel-Stütz.

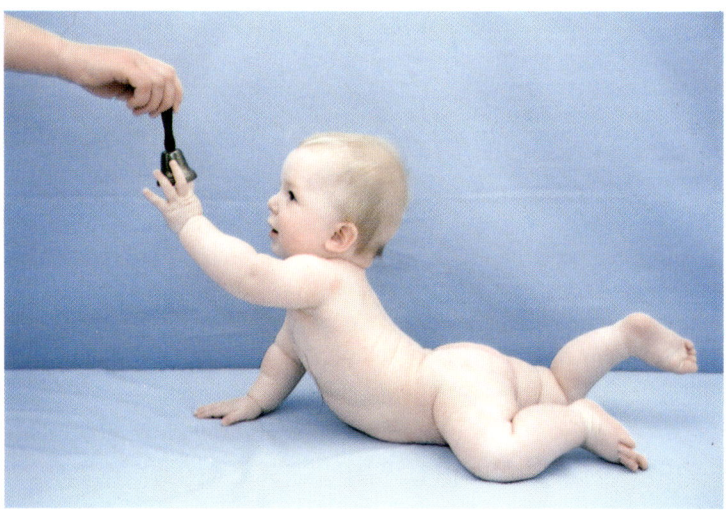

Abb. 13 Es hebt einen Arm und stützt sich mit der anderen Hand und dem hochgezogenen Knie ab. Der Einzelhand-Knie-Stütz.

Der Hand-Oberschenkel-Stütz

Bei seinen vergeblichen Vorwärtsbemühungen schiebt es sich rückwärts. Kurzfristig streckt es seinen Körper bis zu den Knien durch, während Hände und Oberschenkel das Gewicht tragen.

- Verlagert Körpergewicht auf die Oberschenkel

Der Einzelhand-Knie-Stütz

Hält man dem Kind seitlich in Augenhöhe ein Spielzeug hin, so hebt es einen Arm, um nach dem Gegenstand zu greifen. Sicher kann es auf der stützenden Hand, der unteren seitlichen Beckenpartie und dem hochgezogenen Knie sein Gleichgewicht halten.

- Hebt einen Arm hoch beim Hand-Becken-Stütz
- Verlagert sein Gewicht seitlich

Nach der MFED konnten 90% der Kinder mit 27 Wochen den Einzelhand-Becken-Stütz.

Ende 8. Monat

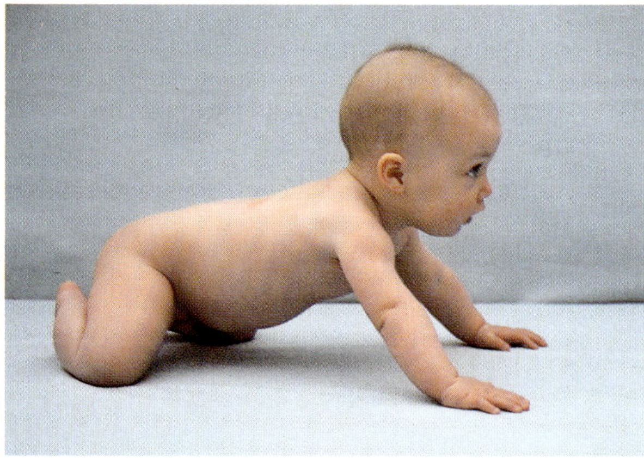

Abb. 14
Der Hand-Knie-Stütz.

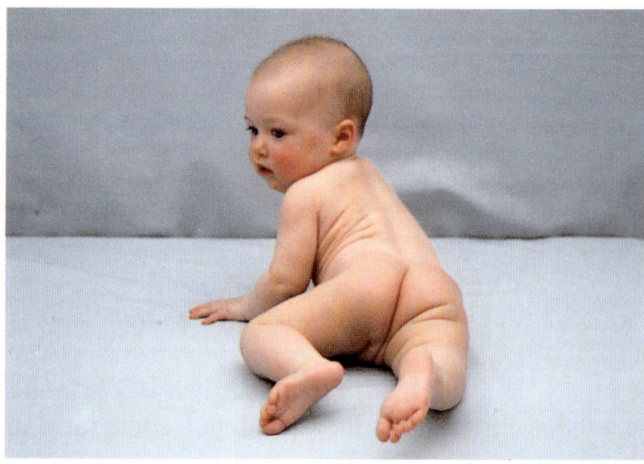

Abb. 15
Es dreht sich um seinen eigenen Körper.

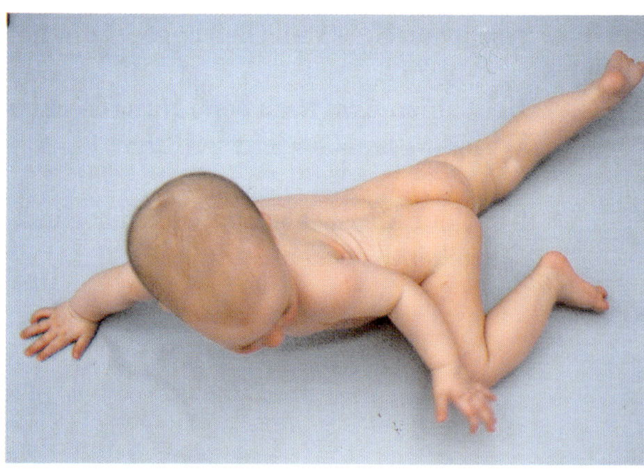

Abb. 16
Die untere Körperhälfte ist gestreckt, die obere gebeugt.

Der Hand-Knie-Stütz

Das Kind kann sich noch nicht vorwärts bewegen. Durch die Abstützreaktionen der Arme schiebt es sein Körpergewicht nach hinten, dabei hebt es nun das Becken von der Unterlage ab. So tragen Hände und Knie sein Gewicht. Dies ist aber noch nicht der ausgereifte Vierfüßlerstand, mit dem es später krabbelt. Es fehlt ihm dabei in dieser Haltung noch die seitliche Gewichtsverlagerung.

- Stützt sich auf Hände und Knie

Das Körperkreisen

Die seitliche Gewichtsverlagerung trainiert es auf dem Bauch durch das Körperkreisen. Es dreht sich dabei auf dem Bauch um seinen Nabel nach rechts und nach links. So vergrößert es sein Spielfeld und entdeckt die Seitenlage.

- Dreht sich um den eigenen Körper

Tip für Eltern:

Beim Körperkreisen sollte sich die Wirbelsäule auf beiden Seiten gleich gut biegen.

Ende
9. Monat

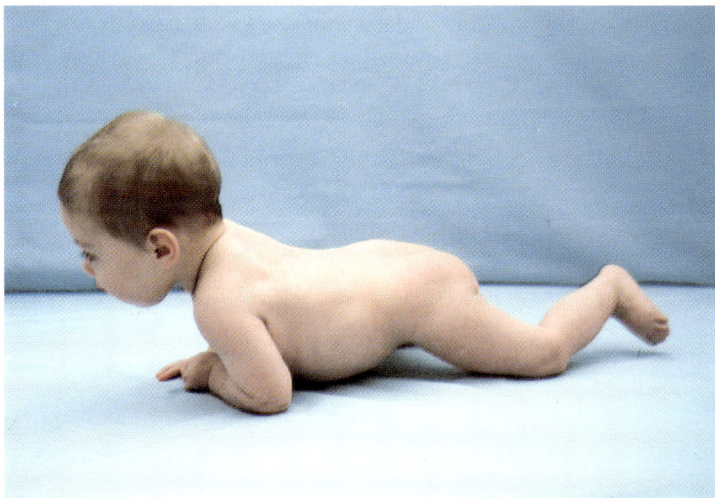

Abb. 17 Es robbt.

Ende
10. Monat

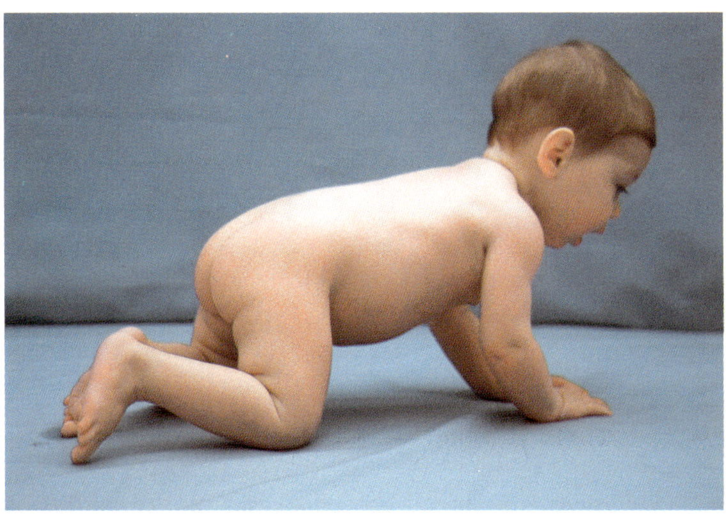

Abb. 18 Es schaukelt auf der Stelle und versucht zu krabbeln.

Es robbt

Beherrscht nun das Kind auf dem Bauch die Gewichtsverlagerung nach hinten und zur Seite, so entdeckt es die Vorwärtsbewegung. Die meisten Kinder robben nun. Mit Hilfe des gebeugten Unterarmes zieht es seinen Körper auf dem Ellbogen zur Seite nach vorne. Die Beine beteiligen sich dabei noch wenig, der Bauch wird aber schon leicht angehoben.

- Robbt
- Verlagert Körpergewicht zur Seite und nach vorne

Nach der MFED konnten 90% der Kinder in der 39. Woche vorwärts robben.

Der Vierfüßlerstand

Jetzt hebt das Kind beim Abstützen auf die Hände nicht nur Brust und Bauch, sondern auch den Po hoch. So entdeckt es den Vierfüßlerstand. In dieser Vierfüßlerhaltung wippt das Kind auf der Stelle vor und zurück. Dabei verlagert es sein Gewicht gleichmäßig auf Arme und Beine, eine Voraussetzung für das Krabbeln. Einige tapsige Krabbelansätze gelingen ihm schon.

- Vierfüßlerstand
- Unkoordiniertes Krabbeln

Nach der MFED konnten 90% der Kinder in der 40. Woche das Schaukeln.

Ende
11. Monat

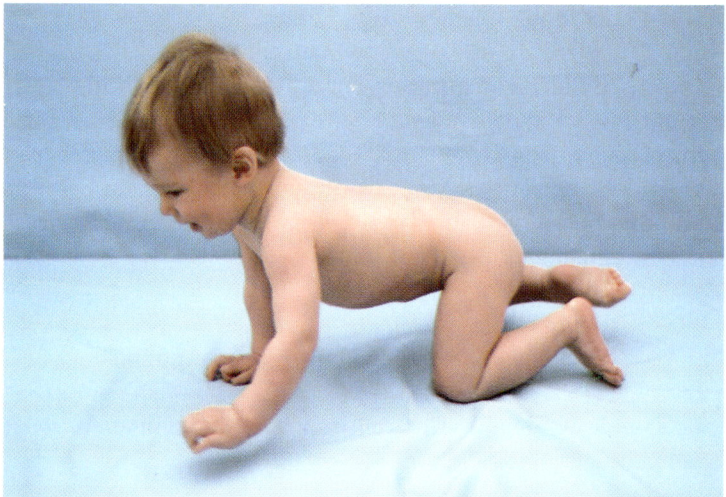

Abb. 19 Es kann gut koordiniert krabbeln.

Es krabbelt koordiniert

Aus dem Wippen im Vierfüßlerstand entwickelt es das Krabbeln. Dabei bewegt sich das Kind auf Händen und Knien im Kreuzgang. Abwechselnd bewegt es linken Arm und rechtes Bein, dann rechten Arm und linkes Bein nach vorne.

– Krabbelt im Kreuzgang

Tip für Eltern:

Geben Sie dem Kind genügend Bewegungsfreiheit. Der Laufstall soll das Kind nur vor Gefahren schützen.

Nach der MFED konnten 90% der Kinder mit 46 Wochen flüssig krabbeln.

Ende
12. Monat

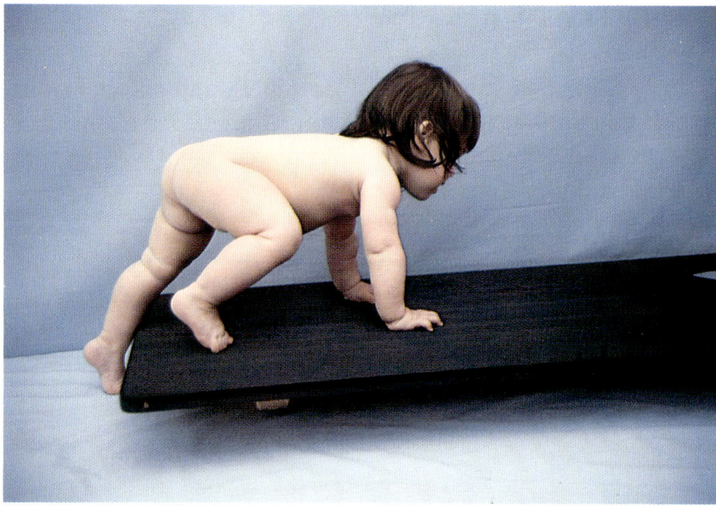

Abb. 20 Es krabbelt über Hindernisse.

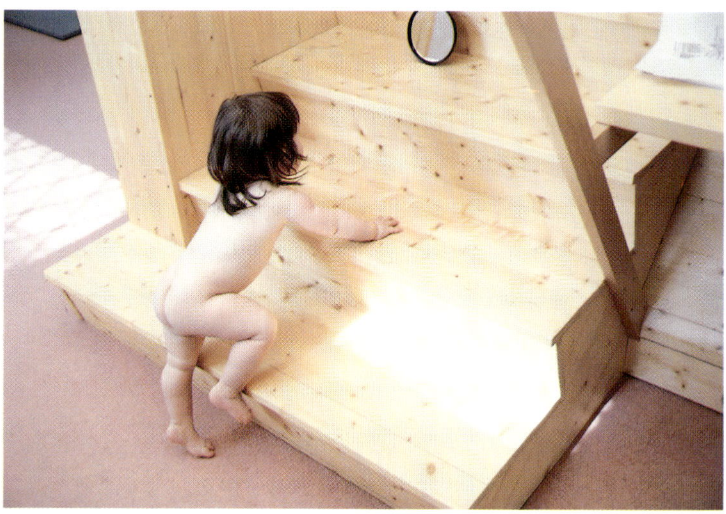

Abb. 21 Es krabbelt Stufen hoch.

Krabbeln über Hindernisse

Sicher und schnell krabbelt das einjährige Kind. Jedes Hindernis kann erklommen werden, selbst Treppen sind nicht mehr sicher vor ihm. Dabei hebt es beim Krabbeln die Füße nicht mehr vom Boden ab. Unterschenkel und Fußrücken bilden eine Linie und berühren zusammen die Unterlage (MFED).

Tip für Eltern:

Beim Krabbeln sollen Unterschenkel und Fußrücken zusammen den Boden berühren. Sprechen Sie sonst mit Ihrem Kinderarzt. Vorsicht vor den Stufen, Ihr Kind könnte stürzen.

Ende
12. Monat

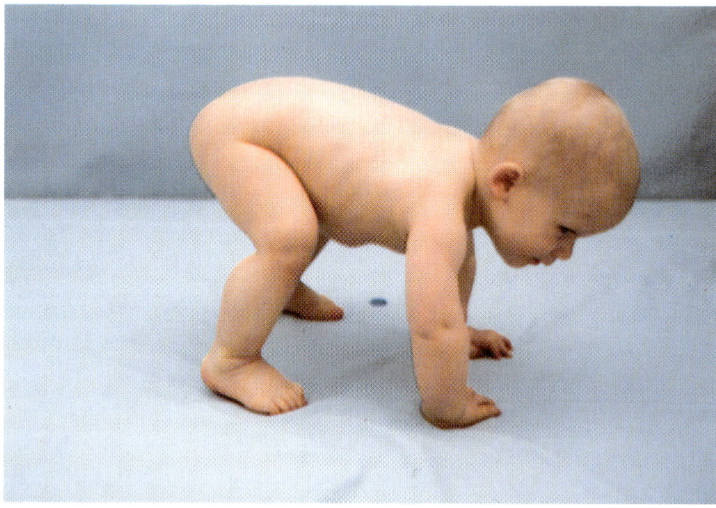

Abb. 22 Der Bärengang-Hand-Fuß-Stütz.

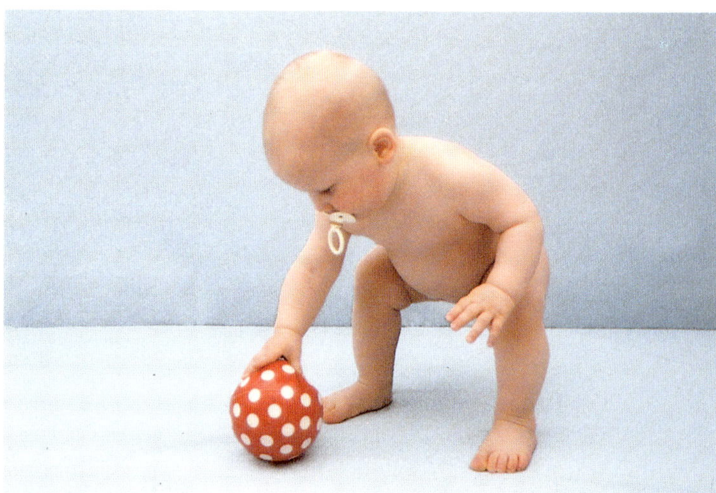

Abb. 23 Über die Hockhaltung …

Ende
12. Monat

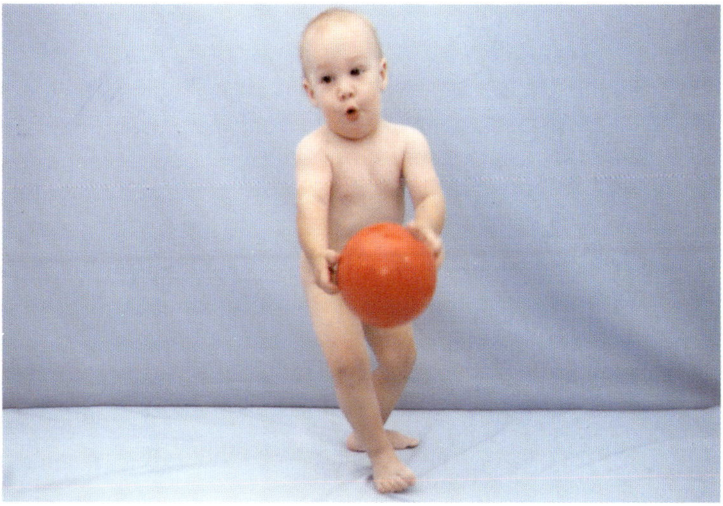

Abb. 24 ... zum Stand.

Der Hand-Fuß-Stütz oder Bärengang

Noch eine andere Art sich vorwärts zu bewegen entdeckt es in diesem Alter: den Bärengang. Wie ein Bär berührt es den Boden nur noch mit seinen Händen und Füßen und krabbelt so vorwärts.
Vom Hand-Fuß-Stütz kommt es über die Hockhaltung zum freien Stand.

– Stützt sich auf Hände und Füße

Die Bewegungsentwicklung auf dem Rücken

Neugeborenes

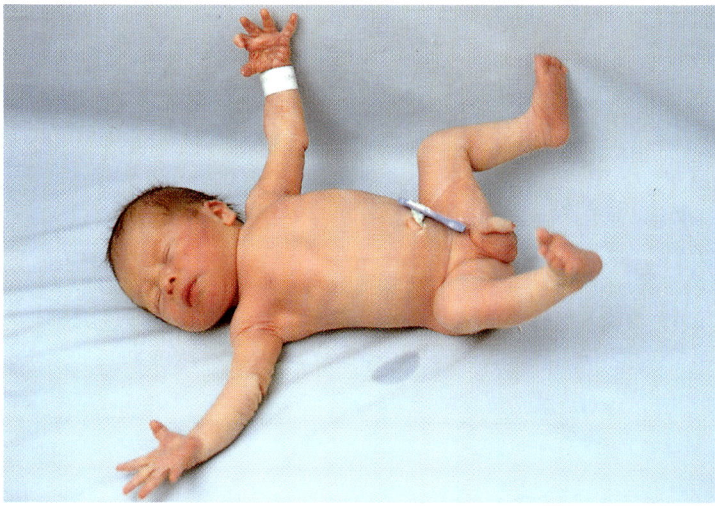

Abb. 25 Alle Neugeborenen sind schreckhaft. Der Moro-Reflex.

Ende 1. Monat

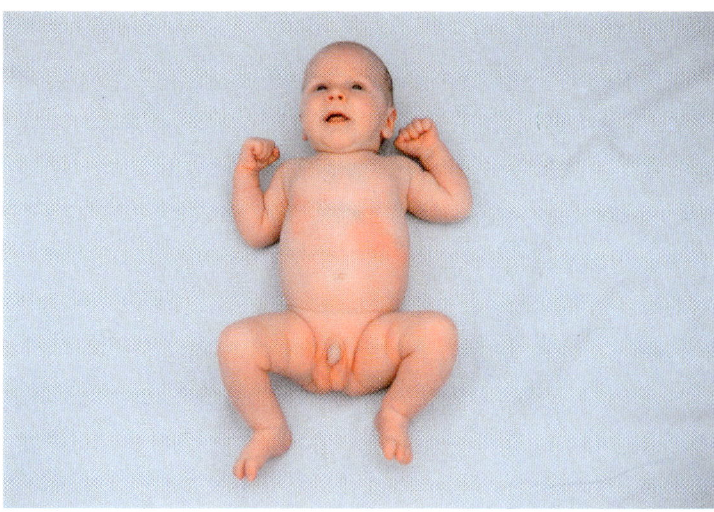

Abb. 26 Es fixiert und hält den Kopf kurz in der Mitte.

Der Moro-Reflex

Jeder Neugeborene reagiert auf starke Licht- und Geräuscheinwirkungen mit plötzlichen Streckbewegungen der Arme und Beine zur Seite (z. B. beim Klatschen auf die Unterlage). Dieses Bewegungsmuster wird Moro-Reflex genannt. Da es bei jedem stärkeren inneren und äußeren Reiz erschrickt, liegt es in einer sehr instabilen Lage. Das Kind befindet sich in der sog. »Holokinetischen Phase« (VOJTA).

- Moro-Reflex (Reflex nach dem Kinderarzt Moro benannt)
- Holokinetische Phase (holokinetisch = massenhaft)

Die holokinetische Phase

Noch immer reagiert es schreckhaft mit dem ganzen Körper. Es bewegt Arme und Beine stoßartig. Für einige Sekunden jedoch versucht es, seinen Kopf schon in der Mitte zu halten, um seine Mutter oder Gegenstände kurz zu fixieren.

- Hält kurz den Kopf in der Mitte im Rahmen der holokinetischen Phase

Tip für Eltern:

Achtung vor Tragetüchern: Transportieren Sie Ihr Kind in der Tragetasche oder im Kinderwagen. Das Tragetuch hält das Kind in der senkrechten Haltung. Dies bedeutet für die Wirbelsäule noch eine Überforderung. In der senkrechten Haltung könnte die Wirbelsäule gestaucht und schief werden. Erst mit neun Monaten richten sich die Kinder zur Senkrechten auf.
Die Tragetasche ist auch für den Transport im Auto geeignet, sie muß auf dem Rücksitz fest verankert sein. Bleibt das Kind in der Tragetasche nicht mehr auf dem Rücken liegen, so bietet der Kinderautositz die größte Verkehrssicherheit.

Ende 2. Monat

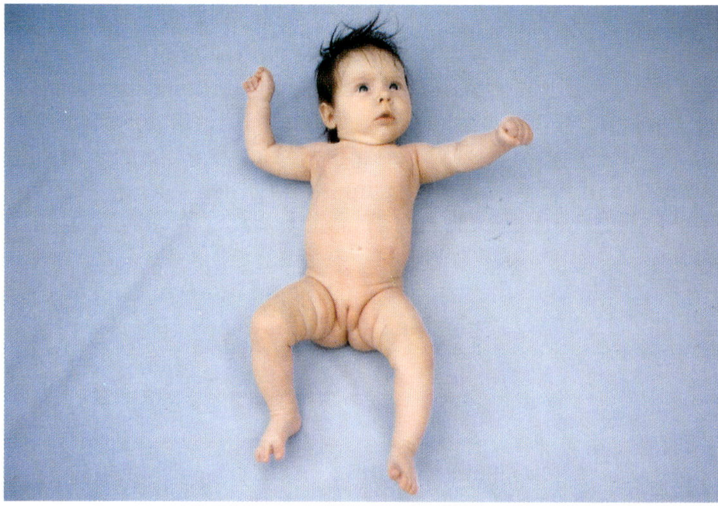

Abb. 27 Bei den ersten Greifversuchen reagiert das Baby mit seinem ganzen Körper.

Die dystone* Phase

Immer mehr nimmt es seine Umwelt wahr. Sieht es z. B. das Gesicht seiner Mutter oder einen Gegenstand, dann reagiert, bei seinen Greifbemühungen, der ganze Körper mit. Es streckt dabei Arme und Beine von seinem Körper weg. Dies wird auch die »dystone Phase« genannt (VOJTA). Es kann dadurch auf dem Rücken noch nicht sein Gleichgewicht halten. Unsicher liegt der Säugling noch auf dem Rücken.

– Zeigt erste vergebliche Greifversuche (dystone Phase)

Tip für Eltern:

Achtung vor der Wippliege: Durch die Schrägstellung des Rückenteils kommt aber der Säugling in eine Sitzhaltung. Dabei kann das Körpergewicht nicht, wie dies beim Liegen auf dem Rücken in den nächsten Monaten der Fall ist, zum Kopf hin verlagert werden, sondern es wird auf die Lendenwirbelsäule gepreßt. Der untere Teil der Wirbelsäule wird dadurch gestaucht. Wirbelsäulenfehlhaltungen können die Folge sein. Außerdem ist in der Wippliege die wichtige Beugehaltung der Beine nicht so gut möglich. Es wird eher eine Streckung der Beine eingeübt, die in den ersten Monaten schädlich ist.

---

* dyston = unsicher

Ende
3. Monat

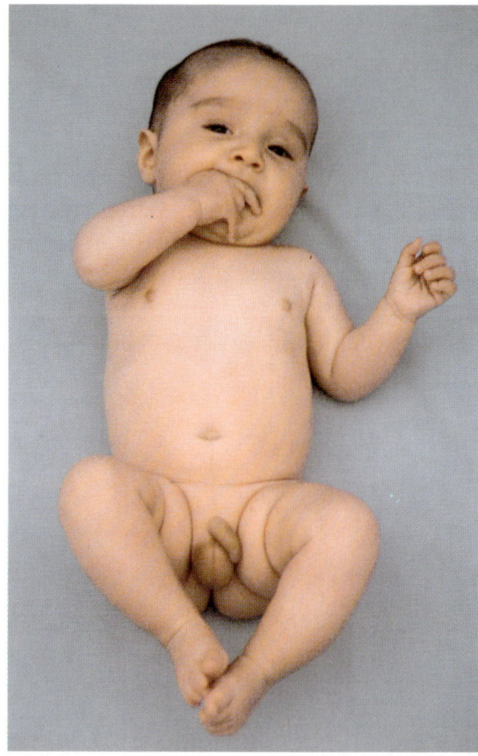

Abb. 28
Erst jetzt liegt es gerade.
Hände und Füße sind
dabei vor dem Körper.

Das Hand-Hand-Zusammenspiel

Nun ist der Säugling nicht mehr schreckhaft. Dies ist ein großartiges Erlebnis für das Kind. Wie von selbst sind die Hände immer vor dem Gesicht und spielen miteinander, gleichzeitig beugt es dabei beide Beine vor dem Körper. Das Kind findet so immer mehr seine Körpermitte. Es bleibt sicher auf dem Rücken liegen, was eine gute koordinierte Muskelarbeit des Rumpfes voraussetzt.

- Spielt mit den Händen und beugt gleichzeitig die Beine
- Hält Gleichgewicht auf dem Rücken
- Entdeckt seine Hände

Tip für Eltern:

Sollte Ihr Kind beim Händezusammenspiel die Beine ständig strecken oder noch sehr schreckhaft sein, dann sprechen Sie mit Ihrem Kinderarzt.

Ende 4. Monat

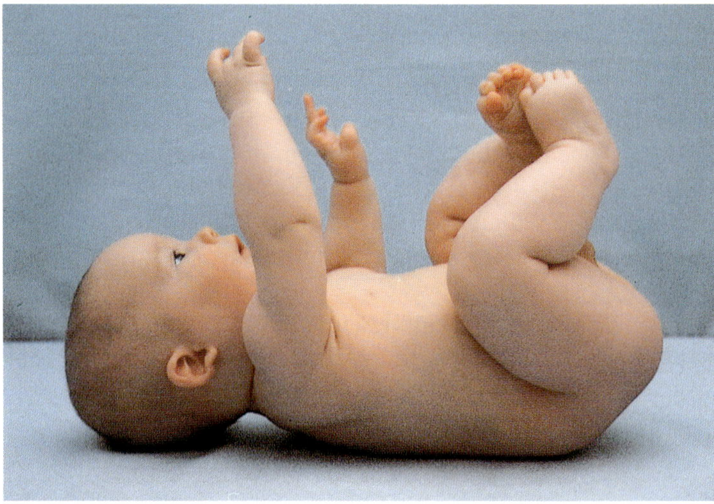

Abb. 29 Greift es mit seinen Händen, so greifen auch die Füße vor seinem Körper. Hände und Füße greifen.

Ende 5. Monat

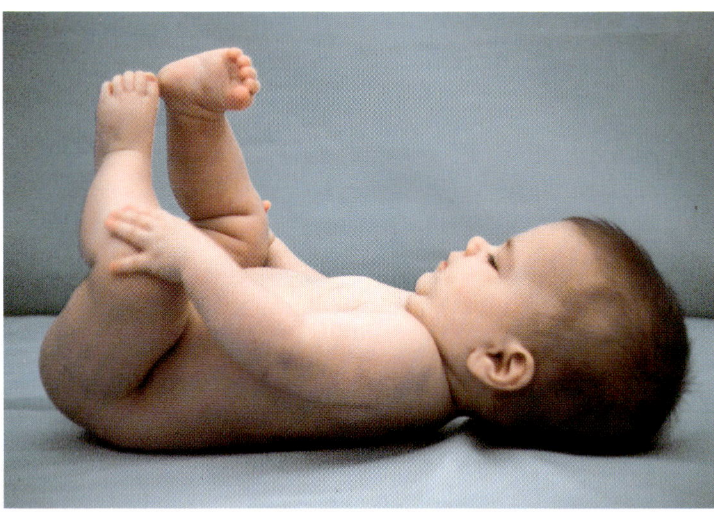

Abb. 30 Es sieht seine Füße und betastet seine Oberschenkel. Exakte Sitzhaltung im Liegen, ohne Belastung der Wirbelsäule.

Das Auge-Hand-Mund-Zusammenspiel

Gut kann es sein Gleichgewicht auf dem Rücken halten. Gezielt greift es mit den Händen, betastet alles und steckt es in den Mund. Die Füße machen all die Greifbewegungen der Arme wie von selbst mit. Seine liegende Körperhaltung entspricht immer mehr der späteren Sitzhaltung: der Rumpf ist gerade, die Hüften und Knie sind gebeugt. Es hat seine Körpermitte gefunden.

- Entdeckt seine Hände mit dem Mund
- Hände und Füße greifen
- Oberkörper liegt symmetrisch (Nase-Kinn-Brustbein-Bauchnabel- und Schambein-Linie ist gerade)
- Liegt in Sitzhaltung auf dem Rücken

Tip für Eltern:
Ihr Kind darf nicht mehr schreckhaft sein.

Das Auge-Hand-Oberschenkel-Zusammenspiel

Die Sitzhaltung auf dem Rücken ist perfekt. Der Kopf liegt in der Mitte, der Rumpf ist gerade (Nase-Nabel-Symphyse-Linie), seine Beine hält es gebeugt. Bauch- und Rückenmuskulatur halten den Körper im Gleichgewicht auf dem Rücken. Ohne Mühe hebt es die Beine hoch, neugierig betastet es seine Oberschenkel und sieht seine Füße. Es lernt seine Beine kennen.
Wie von selbst kräftigt es alle Muskelgruppen, die es später zum Sitzen benötigt, ohne die Wirbelsäule unnötig zu belasten.

- Entdeckt mit den Händen die Oberschenkel
- Liegt in exakter Sitzhaltung, ohne die Wirbelsäule zu belasten

Tip für Eltern:
Setzen Sie Ihr Kind nicht hin. Es trainiert jetzt liegend alle Muskelgruppen, die es später zum Sitzen benötigt. Die Wirbelsäule ist für die aufrechte Haltung zum Sitzen noch nicht stabil genug.
Sind seine Beine ständig gestreckt, so sprechen Sie unbedingt mit Ihrem Kinderarzt.

Ende
6. Monat

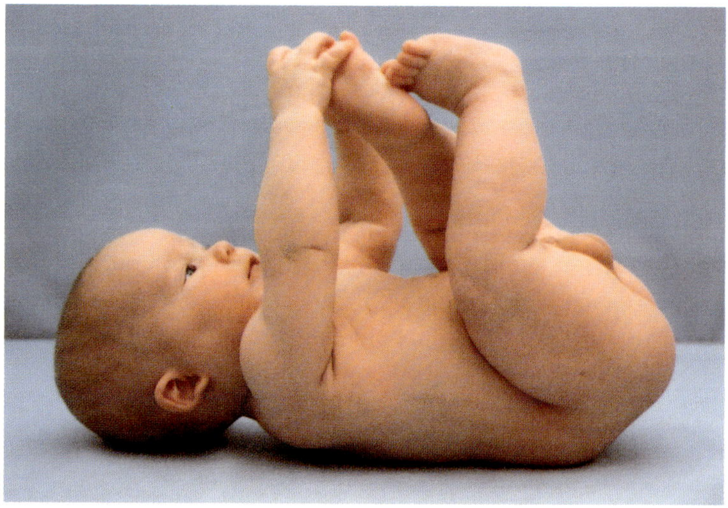

Abb. 31 Es spielt mit seinen Füßen.

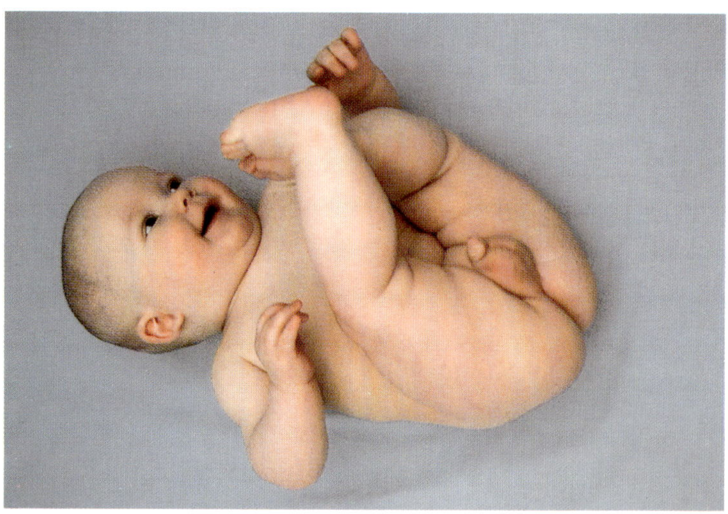

Abb. 32 Die Beine hebt es ständig vor seinen Körper.

Das Auge-Hand-Fuß-Zusammenspiel

Mit einem halben Jahr greift das Kind auf dem Rücken ständig nach seinen Füßen und spielt mit ihnen. Dabei hebt es seinen Po auch von der Unterlage, wobei es seine Lendenwirbelsäule dehnt. Seine Bauchmuskeln werden dabei immer kräftiger.

- Entdeckt seine Füße mit den Händen
- Dehnt die Lendenwirbelsäule

Tip für Eltern:

Setzen Sie Ihr Kind nicht frei hin. Jedes Hinsetzen nimmt dem Kind sein Bauchmuskeltraining und staucht unnötig die Wirbelsäule, vor allem den Lendenwirbelsäulenbereich, der im Liegen optimal gedehnt wird.

Ende
7. Monat

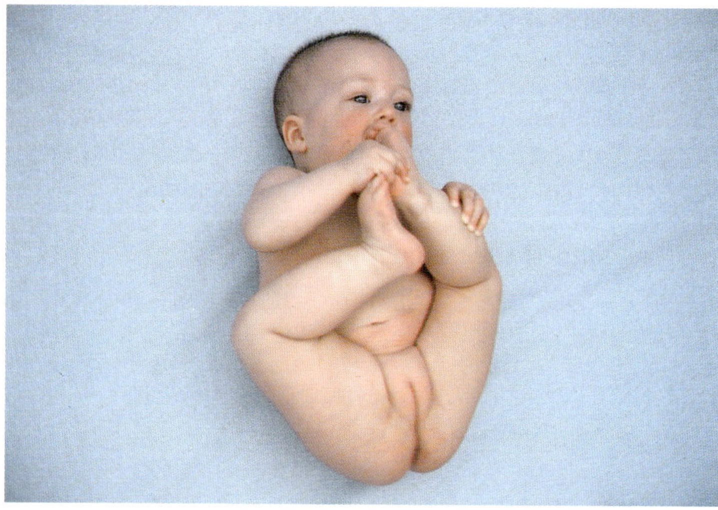

Abb. 33 Es entdeckt seine Füße mit dem Mund. Das Auge-Hand-Mund-Fuß-Zusammenspiel.

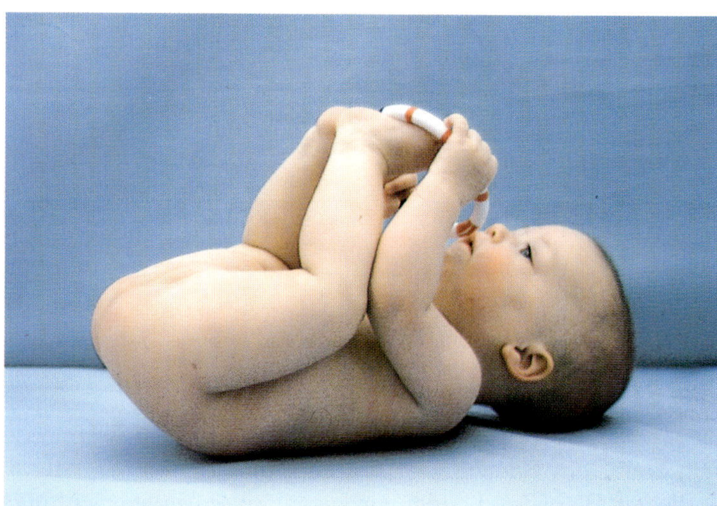

Abb. 34 Es verlagert sein Körpergewicht zum Kopf. Beachte die Dehnung der Lendenwirbelsäule.

Das Auge-Hand-Mund-Fuß-Zusammenspiel

Große Bedeutung hat die Rückenlage für das Körperkennenlernen des Kindes. Zuerst lernt es seine Hände, dann seine Oberschenkel und zuletzt seine Füße kennen. Mit Auge, Hand und Mund begreift es seinen Körper.

- Entdeckt seine Füße mit dem Mund

Die Lendenwirbelsäule wird aktiv gedehnt

Beim Auge-Hand-Mund-Fuß-Zusammenspiel findet eine Körpergewichtsverlagerung statt. Das Kind verlagert sein Gewicht zum Kopf. Dabei dehnt sich aktiv vor allem seine Lendenwirbelsäule. Wenn Sie jetzt Ihr Kind frei hinsetzen, so wird die Wirbelsäule des Kindes vor allem im unteren Bereich der Wirbelsäule gestaucht. Fehlhaltungen der Wirbelsäule könnten die Folge sein. Auf dem Rücken liegend trainiert es ganz von alleine seine Muskeln für das spätere Sitzen.

Mit sieben Monaten hat das Kind alle Fertigkeiten auf dem Rücken gelernt. Es bleibt nun nicht mehr auf dem Rücken liegen. Es kommt jetzt in die Fortbewegungs- und Aufrichte-Phase.

- Dehnt die Lendenwirbelsäule

Tip für Eltern:

Setzen Sie Ihr Kind nicht frei hin. Die Lendenwirbelsäule könnte unnötig gestaucht werden.

Ende 8. Monat

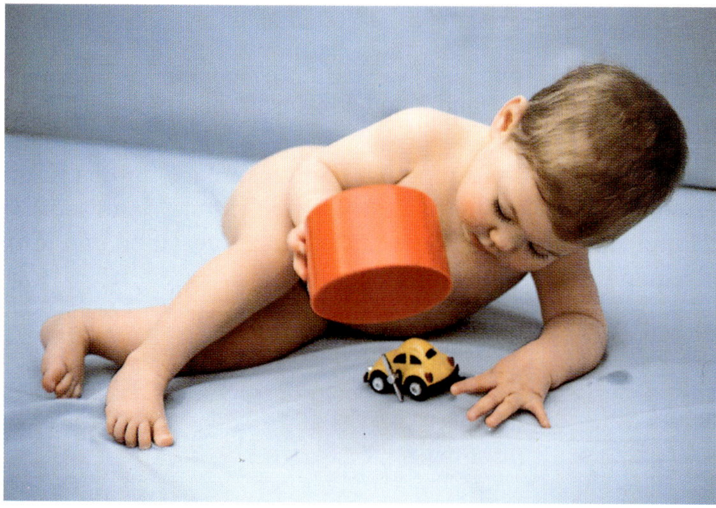

Abb. 35
Es spielt gerne auf der Seite.

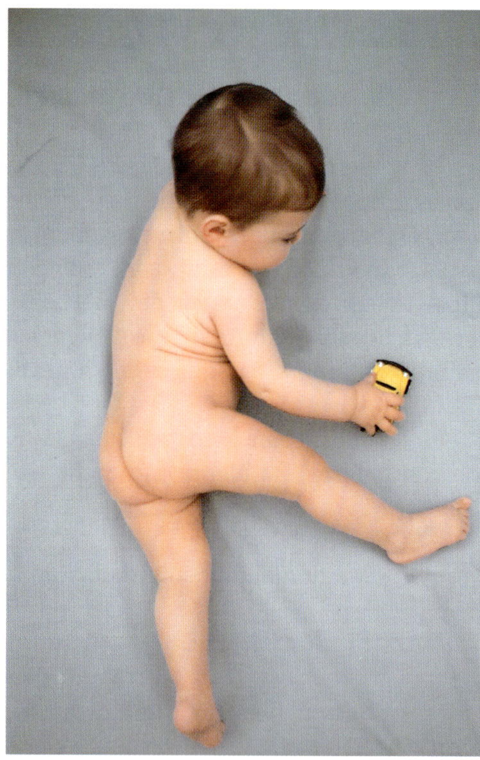

Abb. 36
Die sog. »Gartenzwerghaltung«.

Die »Gartenzwerghaltung«

Oft dreht sich nun das Kind über beide Seiten oder um die eigene Körperachse. Beim Drehen um seinen eigenen Körper entdeckt es die Seitenlage. Es hält sich auf der Seite wie ein »liegender Gartenzwerg« (MFED). In dieser Haltung stützt es sich mit dem unteren Ellbogen, während es mit dem freien Arm spielt. Das untere Bein liegt gestreckt, mit dem oberen vorgebeugten Bein stützt es sich ab. Den Rumpf hält es auf der Seite im Gleichgewicht. Aus der Bauchlage richtet es sich so über die Seite zum Sitz auf.

- Richtet sich seitlich auf

Ende
9. Monat

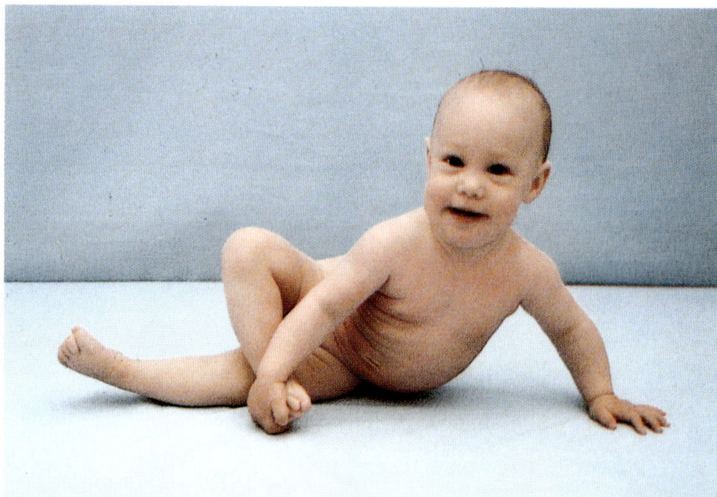

Abb. 37 Es richtet sich zum seitlichen Sitzen auf.

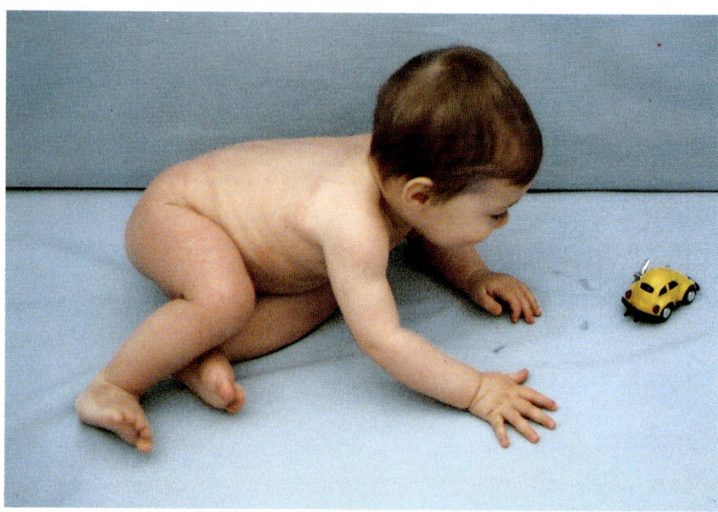

Abb. 38 Entdeckt über den Vierfüßlerstand den »Schrägen Sitz«.

Die »Gartenzwerghaltung« mit gestrecktem Arm

Beim Spiel auf der Seite richtet es sich immer mehr auf. Es stützt sich nun nicht mehr auf den Ellbogen, sondern auf seine Hand. Durch das Abstützen auf die unten liegende Hand nähert sich der Rumpf der natürlichen Sitzhaltung.

– Nähert sich der natürlichen Sitzhaltung

Der »Schräge Sitz«

Bei seinen ersten Krabbelversuchen schiebt es sich zur Seite zum »Schrägen Sitz« (VOJTA). Beide Beine sind gebeugt, Becken und Schultergürtel sind gegeneinander verdreht. Das Körpergewicht ruht auf der untenliegenden Seite, mit den Armen stützt es sich ab.

– Sitzt schräg

Tip für Eltern:

Setzen Sie Ihr Kind noch nicht frei hin. Warten Sie, bis es sich selbst hinsetzt.

Ende 10. Monat

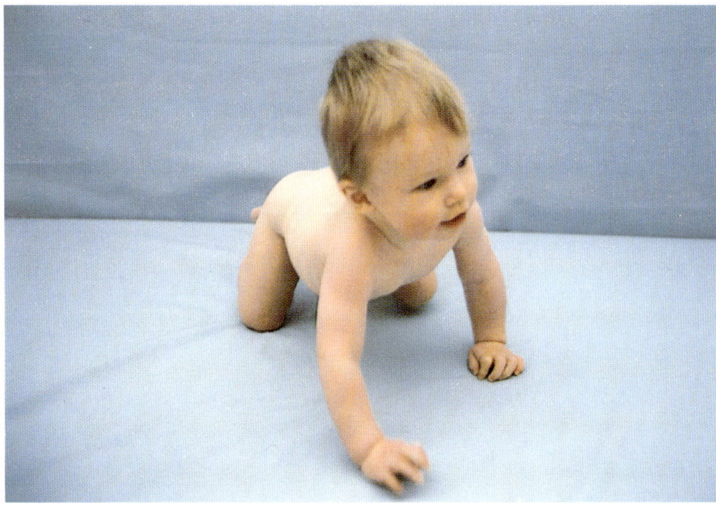

Abb. 39 Vom Krabbeln …

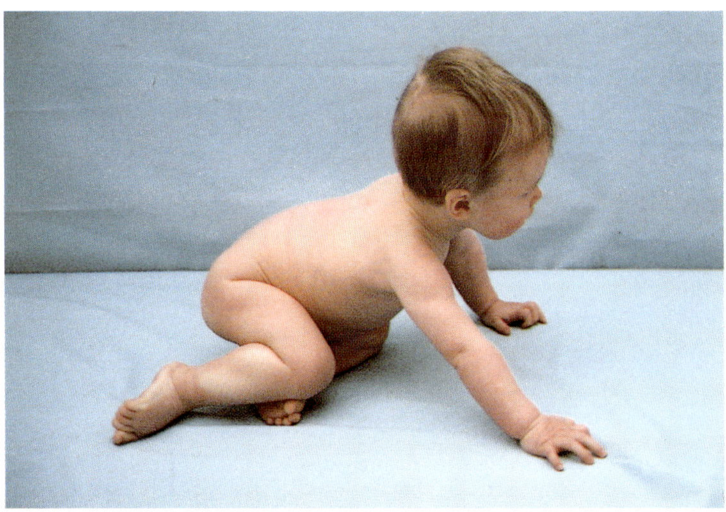

Abb. 40 … über den »Schrägen Sitz« …

**Ende
10. Monat**

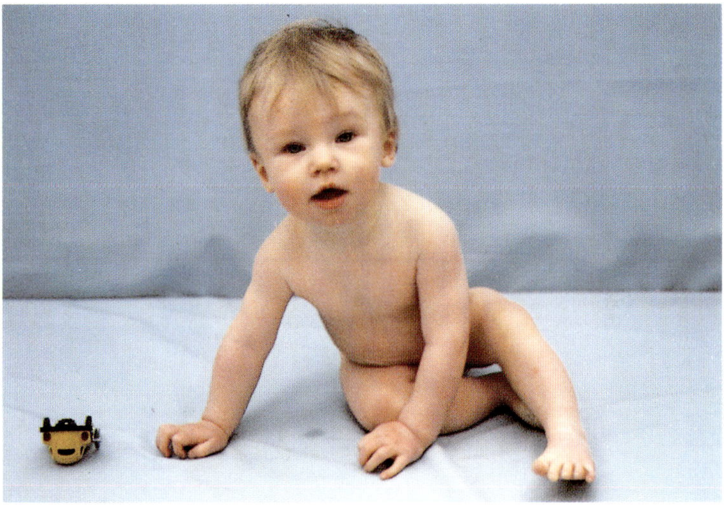

Abb. 41 ... zum Seitsitz.

Der Seitsitz

Je mehr das Kind krabbelt, um so häufiger setzt es sich hin, in den Seitsitz. Dieser Seitsitz ist die entscheidende Vorstufe zum vollendeten Sitz. Dabei stützt das Kind sich auf seine Hände, sitzt mit dem Po neben den Fersen und belastet das untenliegende Bein. So entsteht eine Drehung der Wirbelsäule und zwar zwischen Schulter- und Beckengürtel. Der Sitz wird nur gelegentlich zum Richtungswechsel wahrgenommen.

– Kommt über das Krabbeln zum Seitsitz mit Rumpfdrehung

Tip für Eltern:

Überlassen Sie es Ihrem Kind weiterhin, wann es sich hinsetzt.

Nach der MFED setzen sich 90% der Kinder mit 40 Wochen über den Vierfüßlerstand hin.

Ende
11. Monat

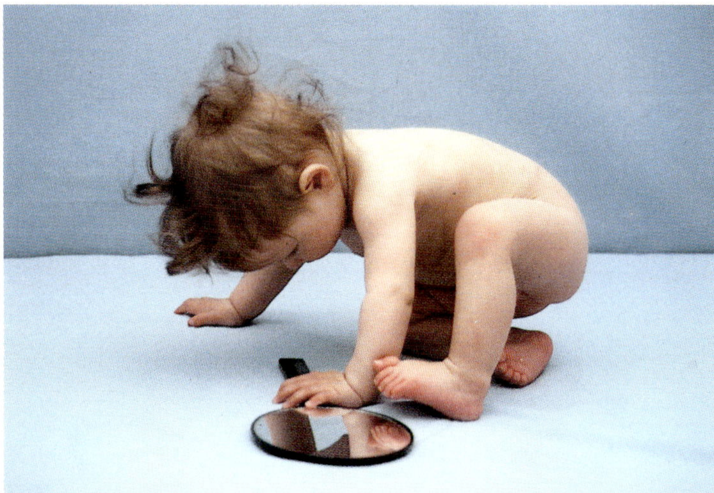

Abb. 42 Es setzt sich ...

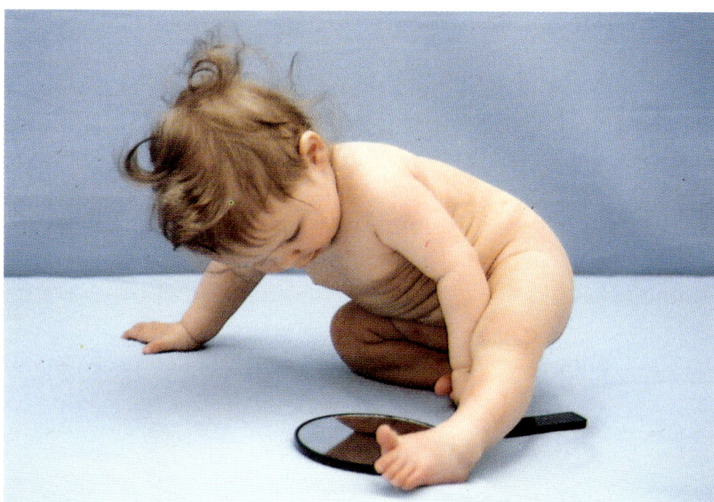

Abb. 43 ... über die Seite ...

Ende
11. Monat

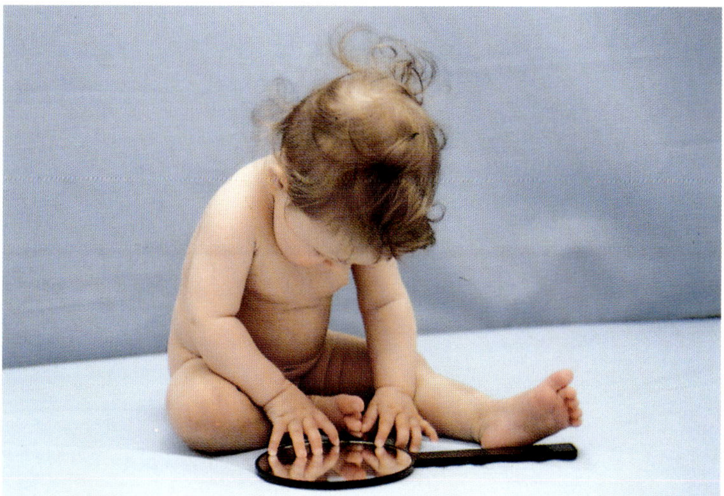

Abb. 44 ... zum Langsitz.

Der Langsitz

Jetzt hat es alle Voraussetzungen, um sich frei hinzusetzen. Sicher sitzt es mit geradem Rücken und leicht angewinkelten Beinen. In der Langsitzhaltung spielt es. Es bleibt aber nur für kurze Zeit sitzen. Sein Bewegungsdrang ist noch zu groß.

Ende 11. Monat

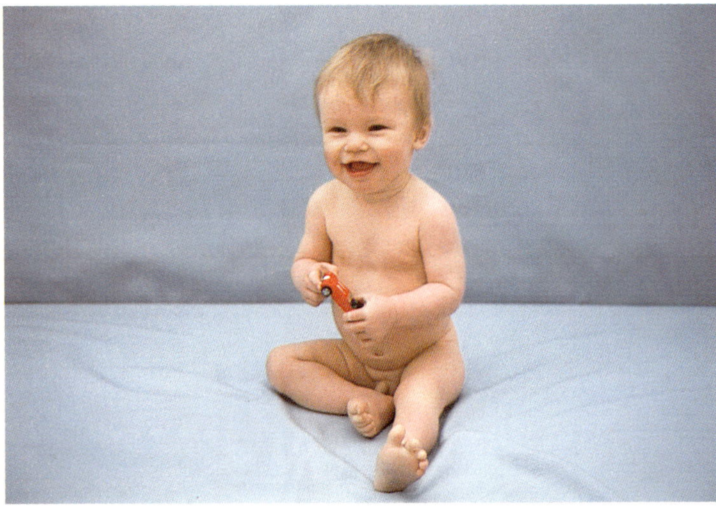

Abb. 45 Es sitzt frei.

Ende 12. Monat

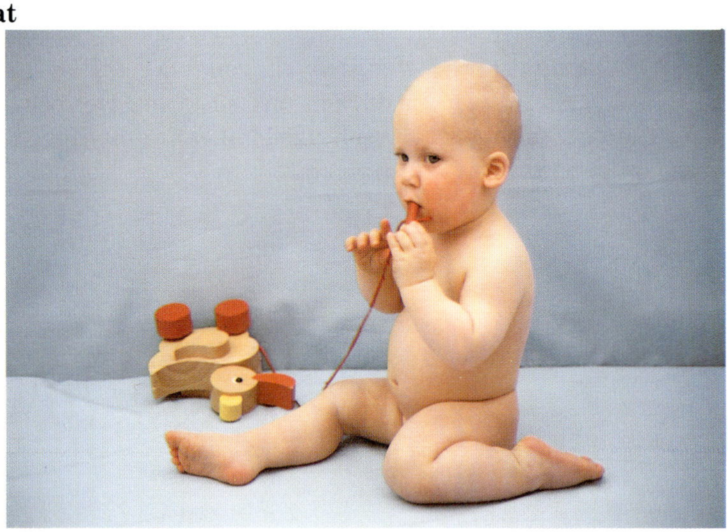

Abb. 46 Es bleibt nur für wenige Minuten auf einer Stelle sitzen.

Sitzt frei mit geradem Rücken

Während seiner Krabbelkünste hält es immer wieder inne, um interessante Spielsachen zu erforschen. Dabei setzt es sich über die Seite oder über das Krabbeln hin. Es bleibt aber noch nicht lange auf einer Stelle sitzen.

Tip für Eltern:

Nun dürfen Sie Ihr Kind bedenkenlos hinsetzen.

Als Transportmittel bietet sich nun die Rückentrage an. Beobachten Sie aber, wie lange Ihr Kind im Sitzen spielt. Dies sollte Ihr Zeitbarometer sein.

Nach der MFED konnten 90% der Kinder mit 43 Wochen den Langsitz.

Die Bewegungsentwicklung zur Seite

Neugeborenes

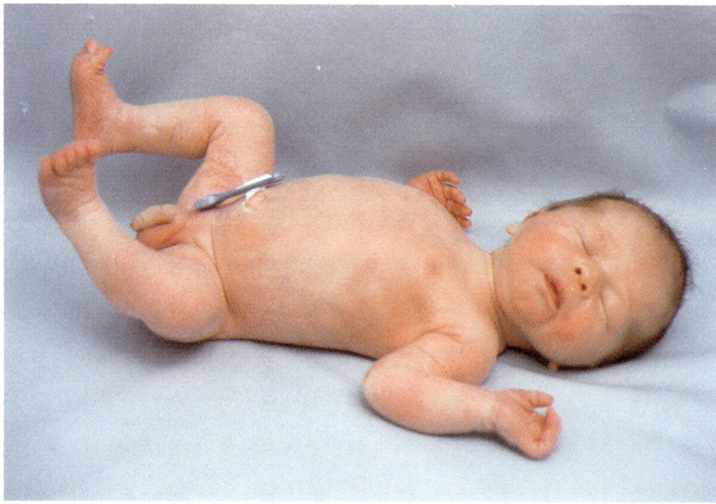

Abb. 47 Das Neugeborene liegt asymmetrisch.

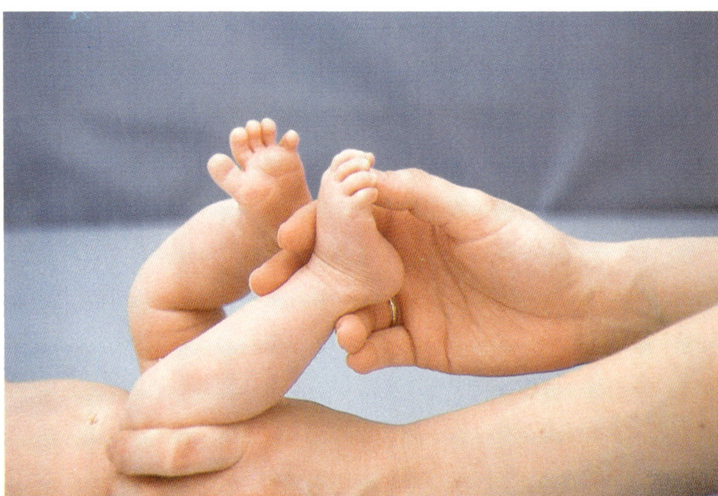

Abb. 48 Der Fuß-Greif-Reflex.

Der junge Säugling liegt schief

In den ersten Wochen dreht der Säugling den Kopf auf die rechte und linke Seite, erst später ruht der Kopf auch in der Mitte. Die Arme liegen im Ellbogengelenk gebeugt neben dem Rumpf. Die Wirbelsäule ist in den ersten Monaten asymmetrisch, d. h. zur rechten oder zur linken Seite gebogen, Ende des dritten Monats wird sie gerade. Die Beine des Neugeborenen sind abgespreizt und in den Hüft- und Kniegelenken gebeugt, die Füße hochgezogen.

– Liegt asymmetrisch

Der »Fuß-Greif-Reflex«

Alle Neugeborenen haben einen Fuß-Greif-Reflex. Durch Berühren der Fußsohle in Höhe der Zehenballen wird er ausgelöst. Reflektorisch beugen sich alle Zehen. Das Bein soll dabei in Hüfte und Knie gebeugt gehalten werden.

– Beugt reflektorisch die Zehen

Tip für Eltern:

Der junge Säugling dreht seinen Kopf bevorzugt zum Licht. Deshalb sollten sie darauf achten, daß die Lichtquelle nicht einseitig auf das Bett scheint.

Ende
1. Monat

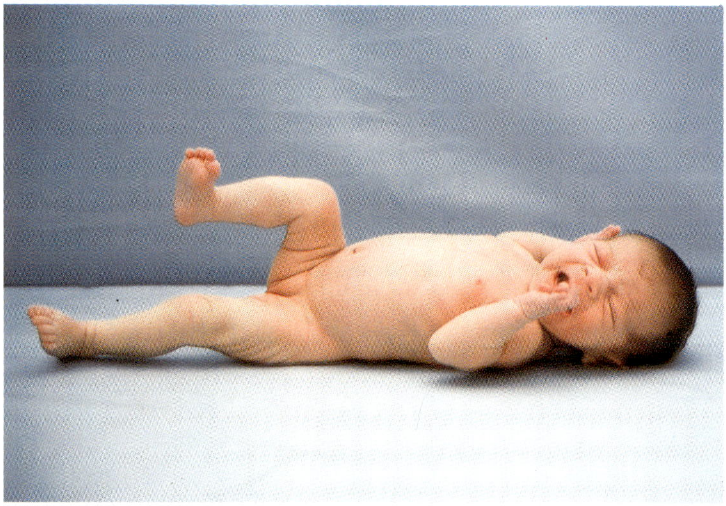

Abb. 49 Es strampelt primitiv.

Ende
2. Monat

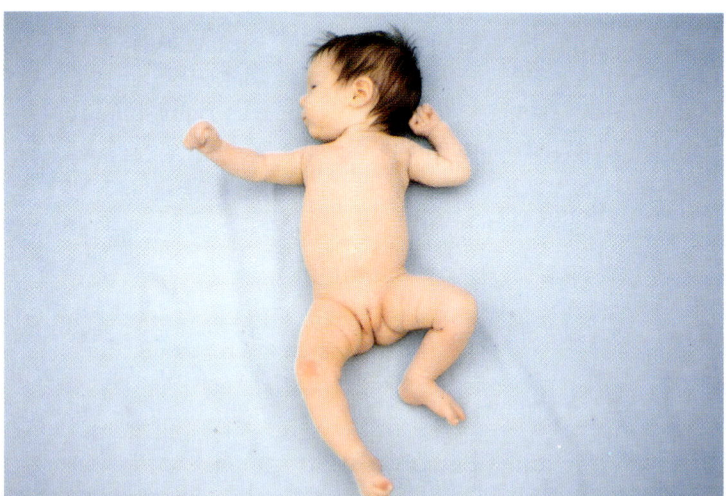

Abb. 50 Die »Fechterhaltung«.

»Primitives Strampeln«

Der wache Säugling liegt nicht regungslos, sondern strampelt kräftig. Dabei ist dieses Strampeln primitiv, d. h. beim Strampeln sind die Beine in allen Gelenken total gebeugt oder gestreckt (VOJTA). Da der Säugling in den ersten Monaten auf dem Rücken sein Gleichgewicht noch nicht halten kann, liegt er meist im Rumpf schief.

– Strampelt unwillkürlich

Die »Fechterhaltung«

Wie auf dem Bauch, so liegt der Säugling auf dem Rücken noch instabil. Er reagiert auf seine Umwelt mit unkoordinierten Körperbewegungen. Wach schaut er, was in seiner Nähe geschieht, aber jeglicher Greifversuch endet in der »Fechterstellung« (VOJTA). Dabei reagiert der Körper zur Kopfdrehung mit. Gesichtsarm und -bein werden gestreckt, während Hinterhauptsarm und -bein gebeugt werden.

– Reagiert mit den Gliedmaßen auf die seitliche Kopfdrehung

Ende
3. Monat

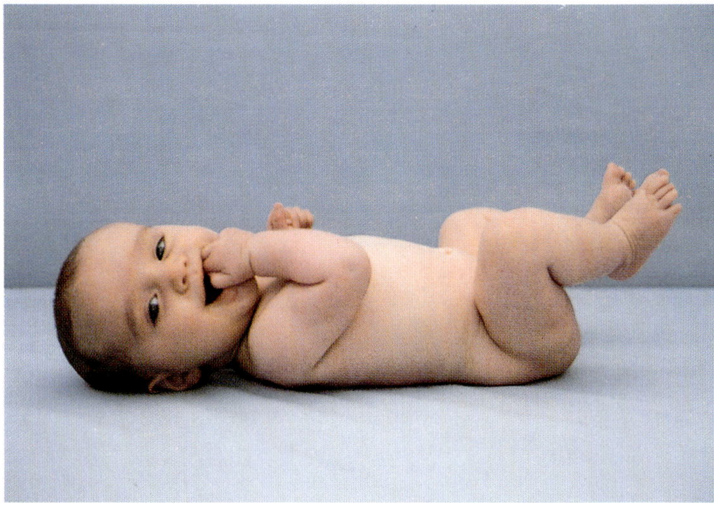

Abb. 51 Es hält Arme und Beine vor dem Körper.

Ende
4. Monat

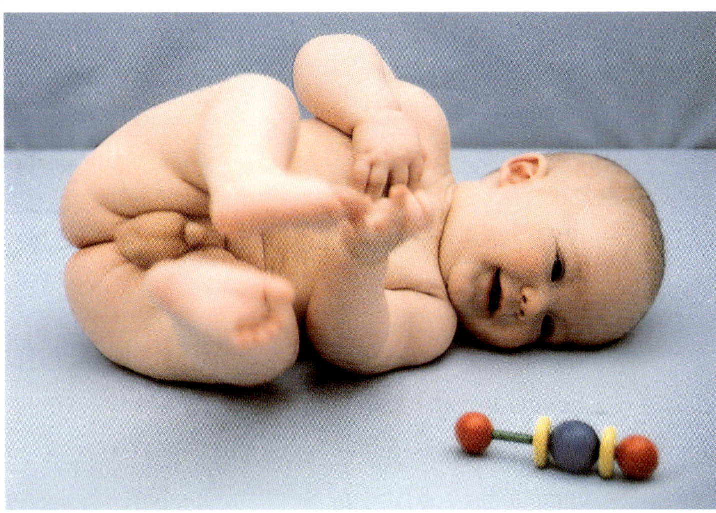

Abb. 52 Es rollt zur Seite.

Es hält Arme und Beine vor dem Körper

Der Säugling ist nicht mehr schreckhaft. Kopf, Rumpf und Becken liegen fest auf der Unterlage. Dies bietet ihm genügend Halt, um Arme und Beine vor seinem Körper zu beugen. Er findet seine Körpermitte, er liegt nicht mehr asymmetrisch. Dies ist die Startstufe der Willkürbewegungen (VOJTA).

- Rumpf liegt gerade (Linie: Nase-Kinn-Brustbein-Nabel-Schambein ist gerade)
- Arme und Beine werden gebeugt vor dem Körper gehalten
- Hält Gleichgewicht auf dem Rücken

Tip für Eltern:

Ihr Säugling sollte nun im Rumpf gerade liegen. Den Kopf soll er nach beiden Seiten gleich gut drehen können. Fällt Ihnen eine ständige schiefe Haltung auf, so zeigen Sie dies Ihrem Kinderarzt.

Es rollt zur Seite

Mit wachsendem Interesse an seiner Umwelt vergrößert es auch seinen Aktionsradius. Rein zufällig rollt es sich zur Seite, wobei Kopf und Rumpf auf der Unterlage ruhen. Arme und Beine hält es dabei gebeugt vor dem Körper. Freude hat es an der neuen Bewegung, kann aber auf der Seite sein Gleichgewicht noch nicht halten und rollt wieder auf den Rücken zurück.

- Rollt zur Seite

Tip für Eltern:

Ihr Kind sollte nicht mehr schreckhaft sein. Achten Sie darauf, ob die Beine gebeugt in die Luft gehalten werden, wenn es mit den Händen spielt.

Ende 5. Monat

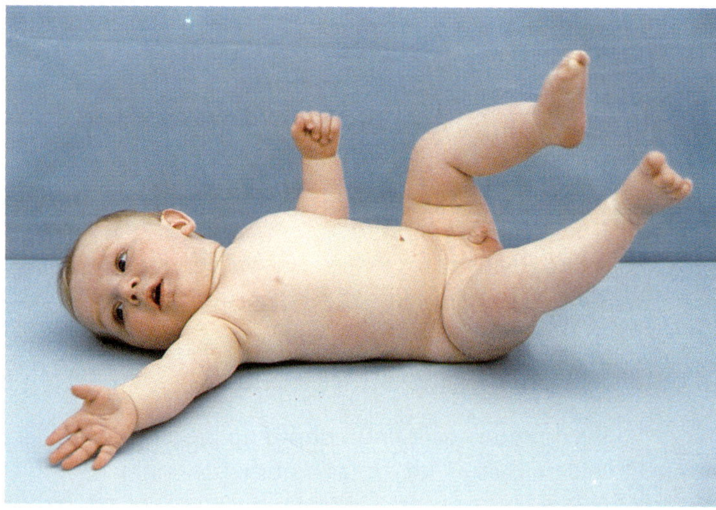

Abb. 53 Es fängt an ...

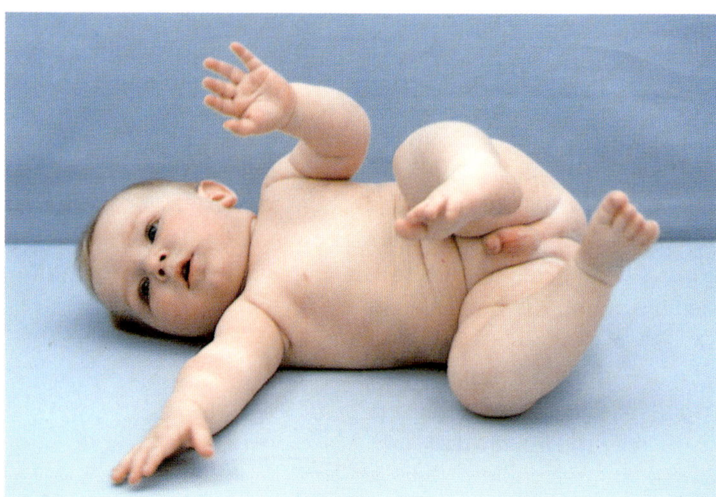

Abb. 54 ... sich zu drehen.

Erste willkürliche Drehversuche

Immer aktiver und zielstrebiger wird das Rollen zur Seite. Der obenliegende Arm und das Bein streben über die Körpermitte zur anderen Seite. Kräftig ziehen die (schrägen) Bauchmuskeln die obere Beckenhälfte schräg nach oben. Kopf und untere Körperpartie liegen auf der Unterlage. Mit dieser Schrägstellung des Beckens beginnt die Beindifferenzierung, d. h., das obere Bein bleibt gebeugt gehalten, während das untere Bein immer mehr gestreckt wird.

- Stellt Becken schräg
- Streckt und beugt im Wechsel unteres und oberes Bein

Ende
6. Monat

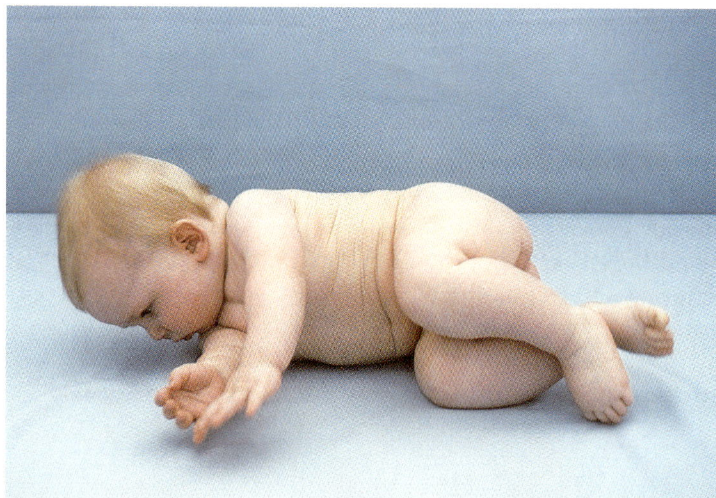

Abb. 55 Es dreht sich über eine Seite vom Rücken auf den Bauch.

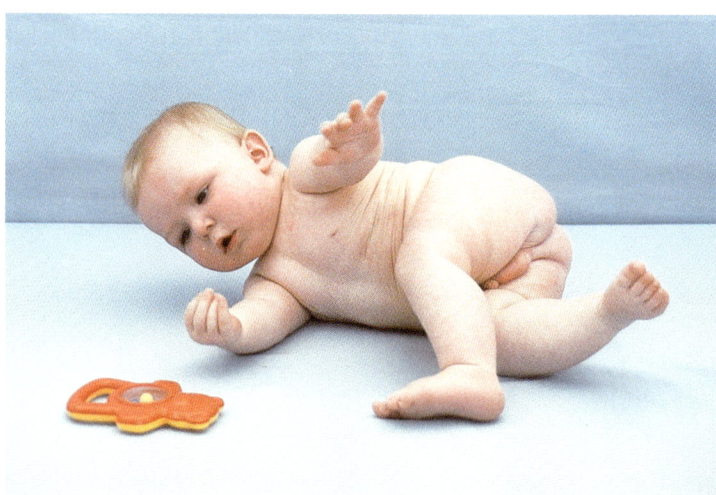

Abb. 56 Beachte die Beindifferenzierung.

Das Drehen vom Rücken auf den Bauch

Mit einem halben Jahr dreht sich der Säugling vom Rücken auf den Bauch. Er kann sich gut auf die untere Schulterpartie abstützen und den Kopf dabei seitlich vom Boden heben. Gezielt greift er mit der oberen Hand über seinen Körper zur anderen Seite. Die obere Rumpfhälfte ist zusammengezogen, die untere gestreckt. Das Becken ist schräg gestellt. Die Beine bewegt er nun differenziert im Schreitautomatismus. Die untere Seite ist die stützende, die obere die bewegliche. Die meisten Säuglinge drehen sich erst über eine Seite.

- Dreht sich vom Rücken auf den Bauch
- Hebt Kopf dabei seitlich an, während die untere Seite den nötigen Halt gibt
- Bewegt Beine in Schrittstellung

Tip für Eltern:

Benutzen Sie keinen Babyhopser. Die Beindifferenzierung könnte dadurch empfindlich gestört werden.

Ende
7. Monat

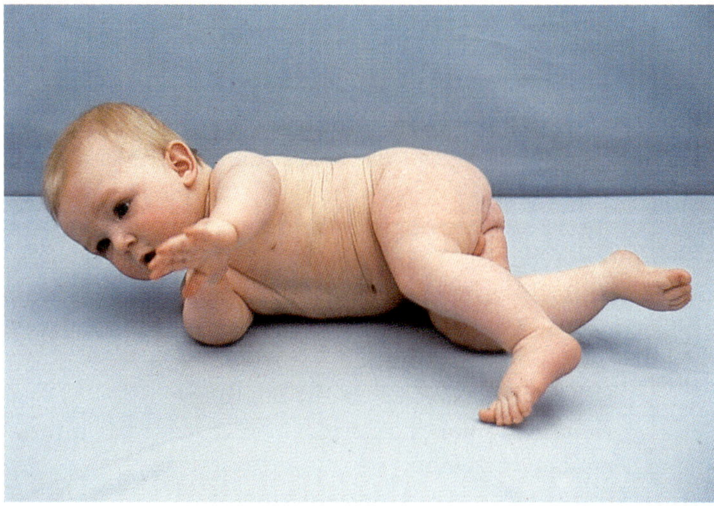

Abb. 57 Es dreht sich über beide Seiten vom Rücken auf den Bauch ...

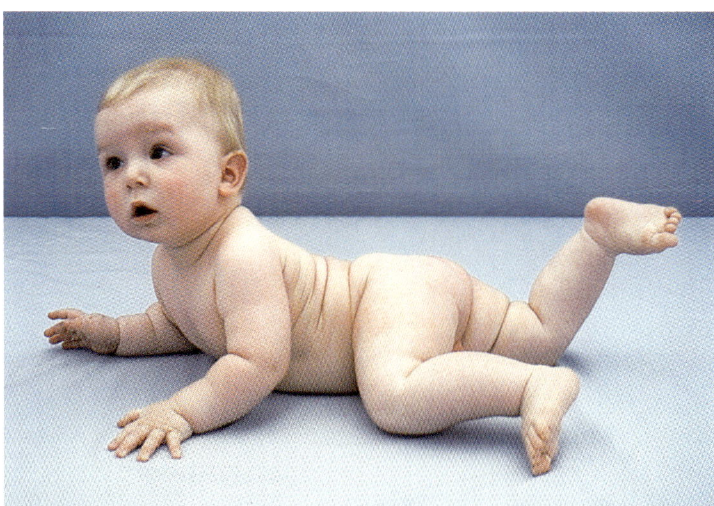

Abb. 58 ... liegend läuft es über die Seite auf den Bauch.

Es dreht sich nach beiden Seiten

Das aktive Drehen ist nun voll ausgebildet. Das Kind beherrscht jetzt beide Seiten. Dieser Bewegungsablauf ist eine wichtige Voraussetzung für das spätere Laufen. Ständig hat es Stütz- oder Spielseite im Wechsel, je nachdem nach welcher Seite es sich dreht. Die untere Seite ist die Stütz-, später Standbeinphase, die obere Seite ist die – fortbewegende – Spielbeinphase. Alle Muskelgruppen werden so liegend für das Laufen trainiert. Es läuft beim Drehen über die Körpermitte zur anderen Seite.

- Dreht sich nach beiden Seiten
- Läuft liegend um seine Körperachse

Tip für Eltern:

Ihr Kind darf nicht vom Bauch auf den Rücken fallen. Es sollte sich jetzt nach beiden Seiten gleich gut drehen können.

Ende
8. Monat

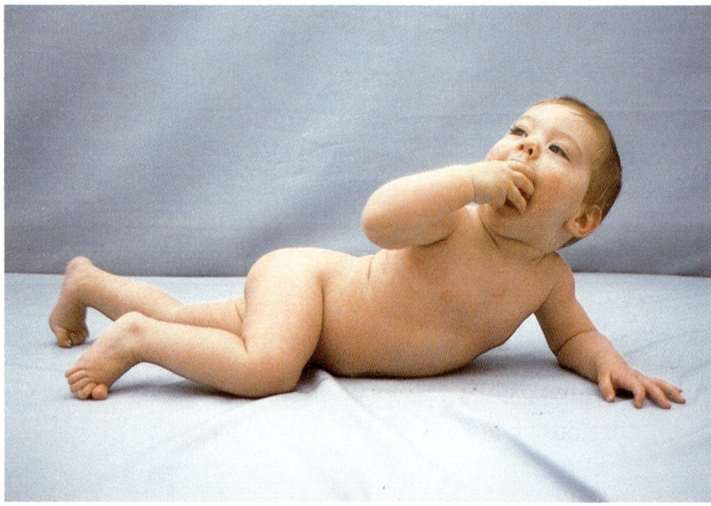

Abb. 59 Es spielt gerne auf der Seite. Beachte die Schrittstellung.

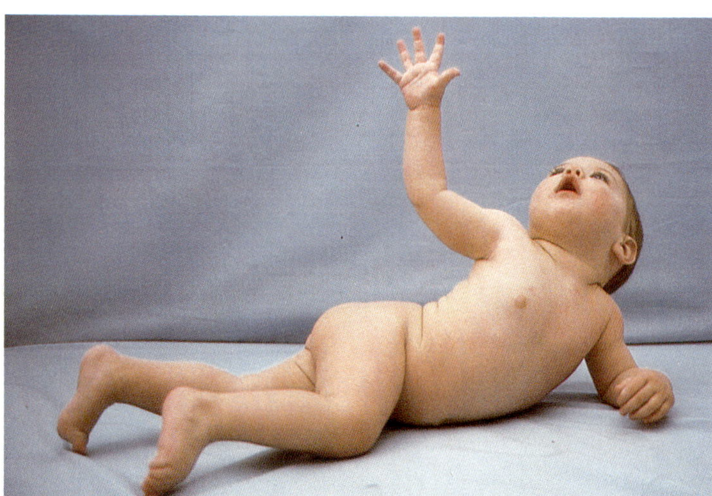

Abb. 60 Es kann gezielt seinen Arm nach oben heben.

Spielt auf der Seite und greift gezielt nach oben

Mit vier Monaten ist der Säugling noch rein zufällig zur Seite gerollt. Jetzt kommt er über das Körperkreisen in die Seitenlage. Durch den aufgestützten Ellbogen richtet er seinen Rumpf seitlich auf. Dort spielt er gerne mit gutem Gleichgewicht. Die Beine hält er im Schreitautomatismus und übt so die Schrittstellung. Wie ein Akrobat hält er Kopf und freien Arm hoch. Dieses Armheben ist eine wichtige Voraussetzung für das spätere Hochziehen zum Stehen (VOJTA).

- Kommt über das Körperkreisen in die Seitenlage
- Hält sein Gleichgewicht auf der Seite und spielt dort
- Greift auf der Seite gezielt nach oben

Tip für Eltern:

Verzichten Sie auf ein Lauflerngerät. Dort kann es die freie Balance der Beine nicht lernen.

Ende
8. Monat

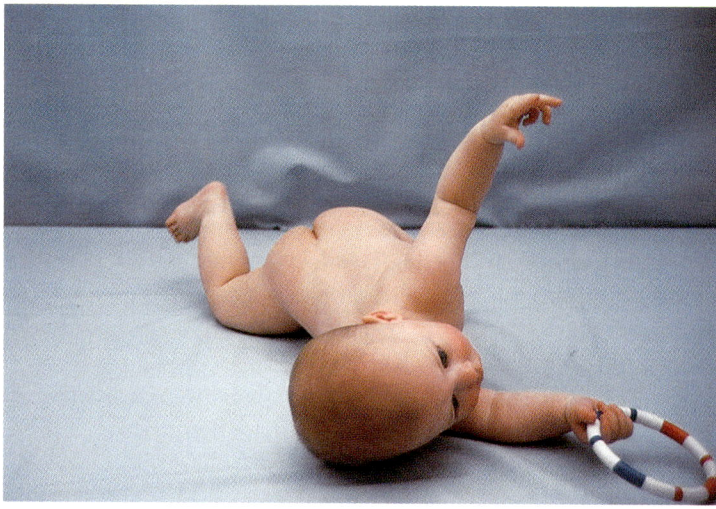

Abb. 61 Es dreht sich vom Bauch ...

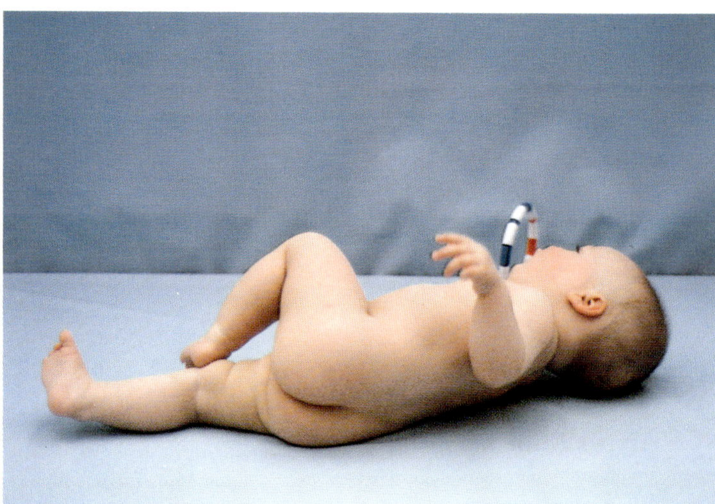

Abb. 62 ... auf den Rücken.

Es dreht sich vom Bauch auf den Rücken

Noch eine Bewegungsform entdeckt das Kind in diesem Alter: das Drehen vom Bauch auf den Rücken. Blickt das Kind schräg nach hinten, dann legt es den Kopf ab und dreht sich vom Bauch auf den Rücken. Mit dieser Drehung ist nicht ein Umkippen gemeint, was bei überstreckten Säuglingen in frühen Monaten manchmal zu sehen ist (dies ist ein Zeichen einer Koordinationsauffälligkeit). Es unterscheidet sich durch eine Drehung der Wirbelsäule zwischen Becken- und Schultergürtel. Diese Wirbelsäulendrehung gibt dem Kind die Beweglichkeit nach beiden Seiten.

- Dreht sich vom Bauch auf den Rücken
- Dreht Wirbelsäule zwischen Schulter- und Beckengürtel

**Ende
9. Monat**

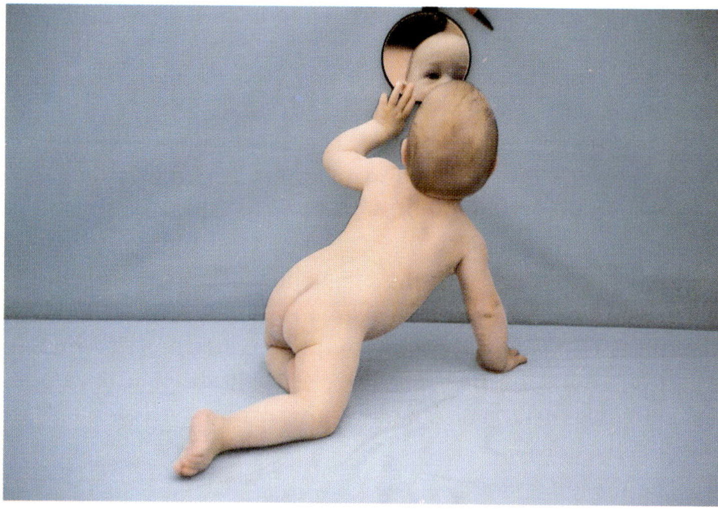

Abb. 63
Es krabbelt an …

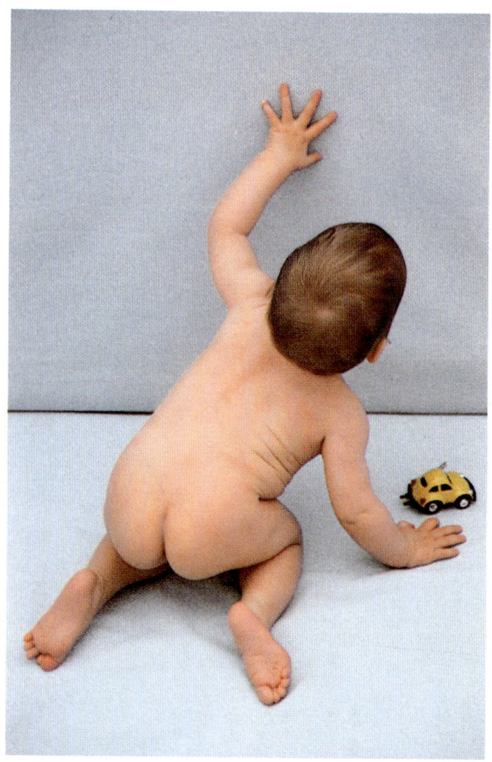

Abb. 64
… Wänden und …

Es krabbelt an Wänden und Gegenständen hoch

Alle Fertigkeiten brauchen Zeit, um sich zu entwickeln. Neun Monate hat das Kind nun alle Bewegungsabläufe liegend ausprobiert. Endlich ist es kräftig genug, um sich aufrichten zu können. Seine Krabbelversuche beschränkt es nun nicht mehr alleine auf den Boden, sondern es will auch an der Wand oder anderen Gegenständen hoch. Mit einem Arm stützt es sich ab, mit dem anderen Arm zieht es sich hoch. Beide Beine beugt es an. So entdeckt es den Kniestand.

- Krabbelt die Wand hoch
- Entdeckt den Kniestand

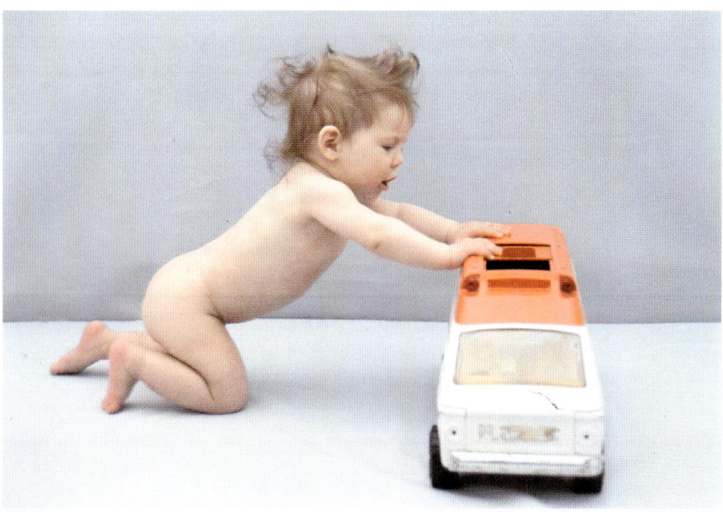

Abb. 65 ... Gegenständen hoch.

Ende
10. Monat

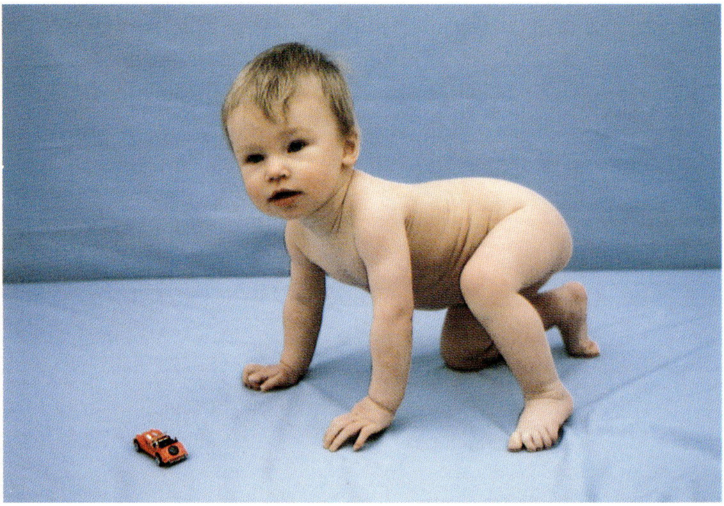

Abb. 66 Es stellt ein Bein beim Krabbeln auf.

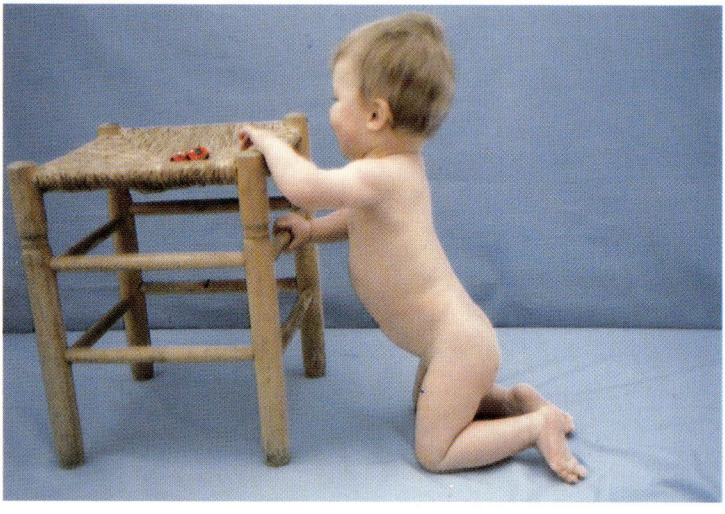

Abb. 67 Es zieht sich an den Gegenständen hoch.

Beim Krabbeln stellt es ein Bein auf

Immer wieder stellt es beim Krabbeln ein Bein seitlich gebeugt auf. Dies ist schon eine Vorübung für das Hinstellen.

– Stellt ein Bein auf

Zieht sich zum Kniestand hoch

Lockt man das Kind mit einem Spielzeug und legt dieses auf den Stuhl, so krabbelt es hin und zieht sich mit den Armen zum Kniestand hoch.

– Zieht sich zum Kniestand hoch

Tip für Eltern:

Ziehen Sie Ihrem Kind noch keine Schuhe an. Barfußlaufen ist für die Füße gesünder. So haben sie direkten Bodenkontakt, und die Fußmuskeln können sich dem Boden anpassen und kräftig werden. Rutschfeste Socken halten die Füße warm.

Ende 10. Monat

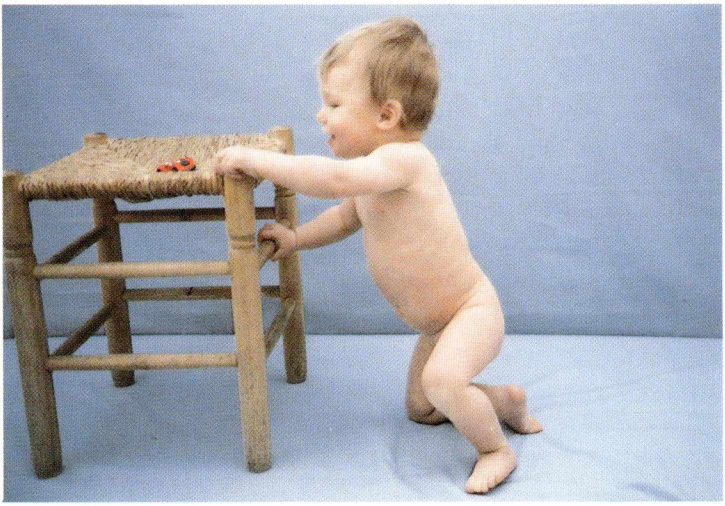

Abb. 68
Es stellt ein Bein auf.

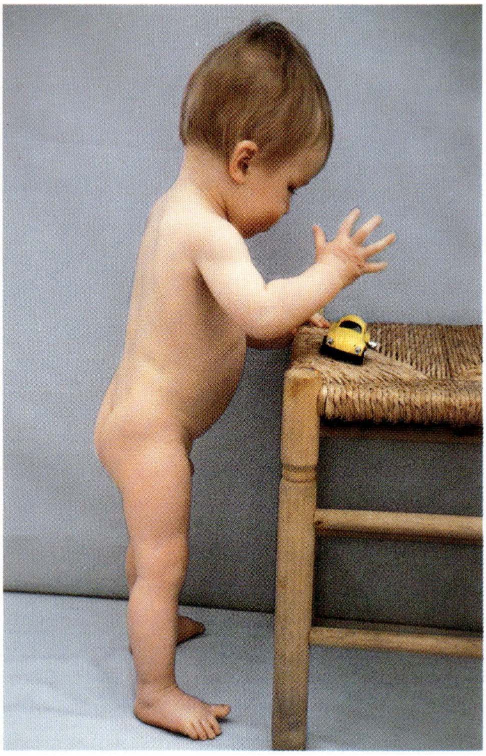

Abb. 69 Es steht mit Halt.

Es stellt ein Bein auf und zieht sich an Gegenständen hoch

Aus dem Kniestand heraus stellt es ein Bein vor, zieht sich mit den Armen hoch und kommt so über den Halbkniestand zum Stehen.

– Kommt über den Halbkniestand zum Stand

Tip für Eltern:

Sollten beide Beine beim Hochziehen zum Stehen immer gestreckt sein, dann sprechen Sie mit Ihrem Kinderarzt.
Verzichten Sie auf ein Lauflerngerät. Mit diesem Gerät könnte es Fußschäden bekommen.

Nach der MFED konnten 90% der Kinder mit 44 Wochen sich zum Stehen hochziehen.

Ende 11. Monat

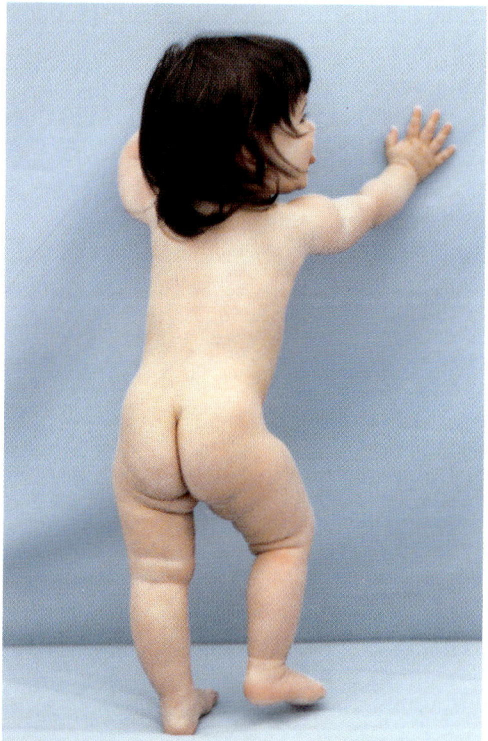

Abb. 70
Es geht ...

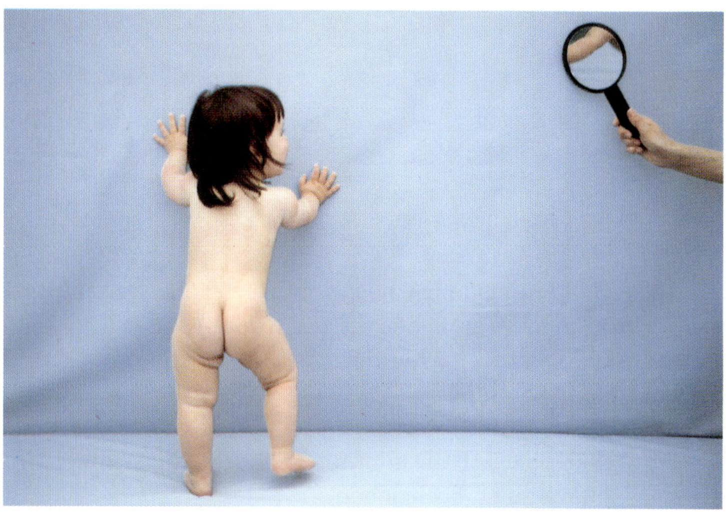

Abb. 71
... seitlich mit Händen ...

Die ersten seitlichen Schritte

Immer sicherer wird sein Stehen. Aus dieser Sicherheit heraus wagt es die ersten Schritte auf der Stelle und dann zur Seite. Dabei verlagert es sein Gewicht abwechselnd auf seine Beine, benötigt aber noch seine Hände als Halt. Es geht an der Wand mit Händen und Füßen.

- Geht seitlich an der Wand mit Gewichtsverlagerung der Beine

Nach der MFED konnten 90% der Kinder in der 45. Woche die ersten Schritte zur Seite machen.

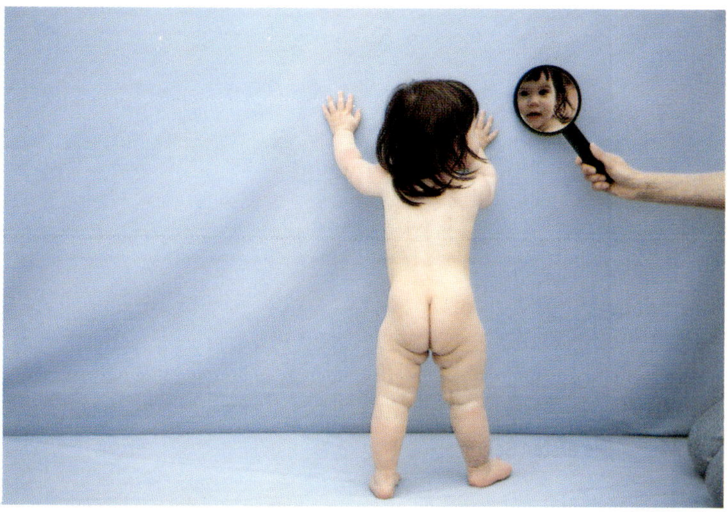

Abb. 72 ... und Füßen an der Wand.

Ende
2. Monat

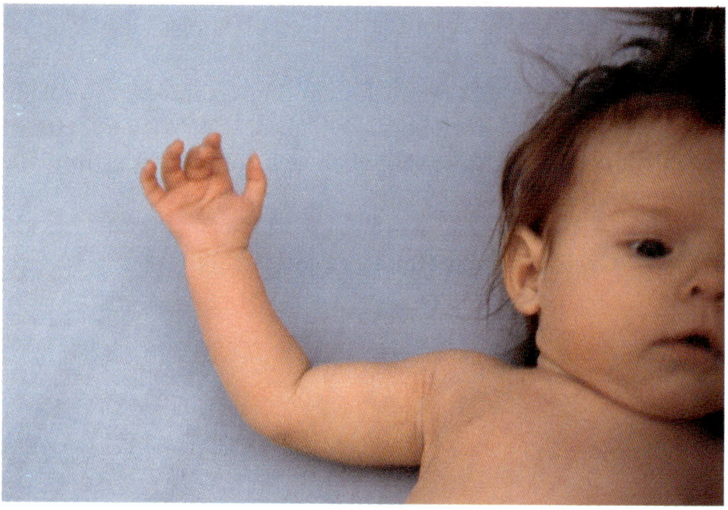

Abb. 77 Es öffnet die Hand immer häufiger.

Ende
3. Monat

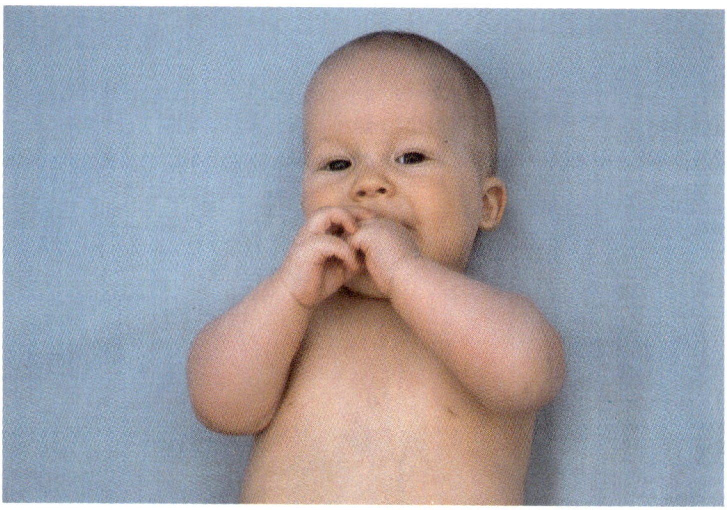

Abb. 78 Es spielt mit seinen Händen vor dem Mund.

Es öffnet die Hand im Rahmen der dystonen Phase

Mit zwei Monaten kann das Kind schon recht gut fixieren. Lebhafte Bewegungen seiner Arme und Beine begleiten das Interesse des Kindes an der Umwelt. Diese lebhaften Bewegungen sind Ausdruck dafür, daß das Kind großes Interesse an einem Gegenstand hat, ihn aber noch nicht ergreifen kann. Im Rahmen dieser massenhaften Körperbewegungen öffnen sich seine Hände.

- Öffnet Hände
- Dystone Phase (VOJTA)

Nimmt seine Finger in den Mund

Die Fausthaltung beider Hände ist verschwunden. Wie von selbst begegnen sich beide Hände mit den Fingern dicht vor dem Gesicht. Es spielt mit den Fingern, betrachtet sie und steckt sie in den Mund. Durch seinen Mund nimmt es seine Hände wahr. Dabei hält es seine Beine gebeugt, wobei die Fersen noch oftmals auf der Unterlage bleiben. Es fängt an, seine Hände, seinen Körper kennen zu lernen (VOJTA).

- Bringt Hände in der Mitte zusammen

Tip für Eltern:

Die feste Fausthaltung der Hände sollte verschwunden sein.

Nach der MFED konnten 90% der Säuglinge in der 14. Woche die Hände vor das Gesicht bringen.

Ende 4. Monat

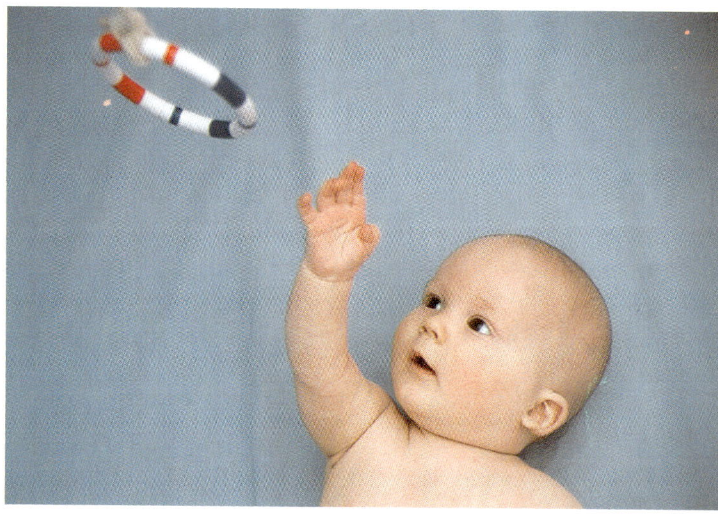

Abb. 79 Es greift nach dem Spielzeug ...

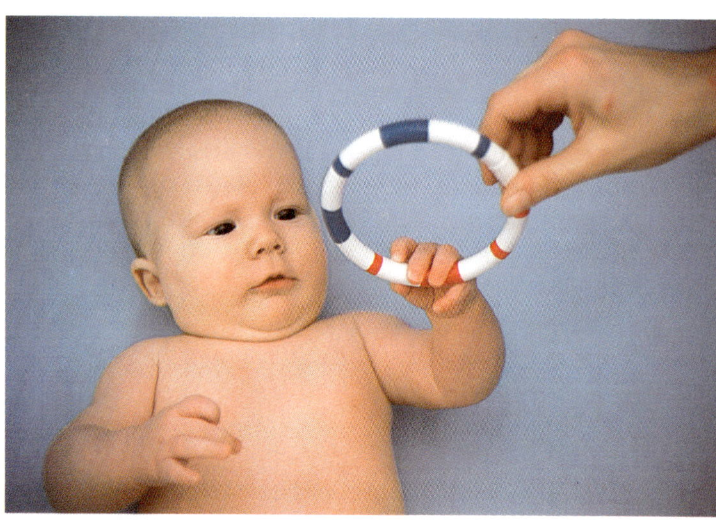

Abb. 80 ... auf der Seite ...

Erstes Greifen zur Seite

Auf dem Rücken liegt es nun ganz sicher. Die schreckhaften Bewegungen der Neugeborenenzeit sind verschwunden. Reicht man dem Kind eine Rassel von der Seite, gleichgültig von welcher, so bewegt es die halbgeöffnete Hand in Richtung des Gegenstandes. Dann ergreift es die Rassel, nimmt sie vor sein Gesicht, führt die andere Hand auch an die Rassel und steckt sie in den Mund. Dieses erste Greifen geschieht noch mit einem Faustgriff zur Seite, wobei der Handteller nach unten sieht. Man spricht auch von einem ulnaren Greifen. Wichtig ist, daß der Gegenstand von der Seite gereicht wird.

– Greift erstmals gezielt zur Seite

Tip für Eltern:

Jetzt ist es sinnvoll, dem Kind ein Spielgerät über sein Bettchen zu hängen. Mit beiden Armen wird es vor dem Körper danach greifen und spielen.

Ende
4. Monat

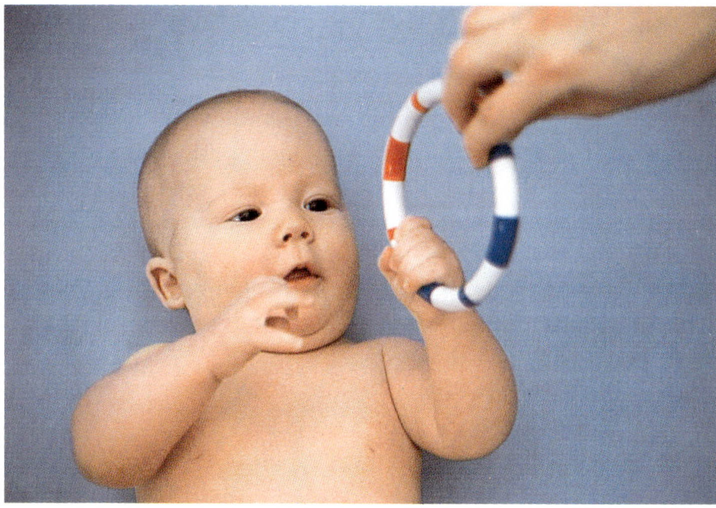

Abb. 81 … und nimmt …

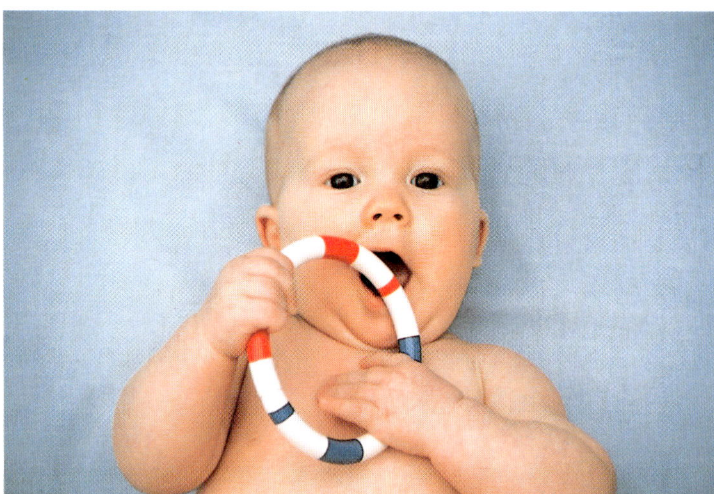

Abb. 82 … mit beiden Händen die Rassel zum Mund.

Ende
4. Monat

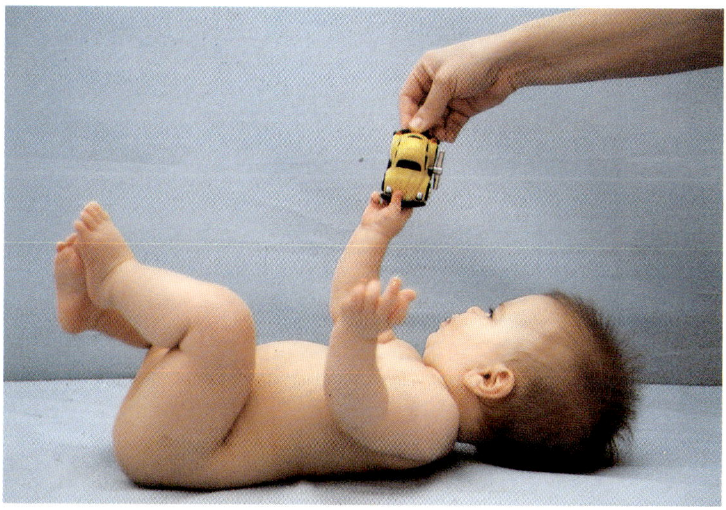

Abb. 83 Es greift mit den Händen und Füßen.

Greifen zur Seite

Wieder ist bei diesem Spiel der ganze Körper mit beteiligt. Denn bei seinen Greifbemühungen berühren sich seine Beine vor dem Körper mit den Füßen.

- Nimmt Greifring in den Mund
- Liegt sicher mit gestrecktem Oberkörper und gebeugten Beinen

MFDE: Nach der MFED konnten 90% der Kinder in der 16. Woche das Zusammenspiel der Hände.
In der 18. Woche die Augen-Hand-Koordination.

Ende
5. Monat

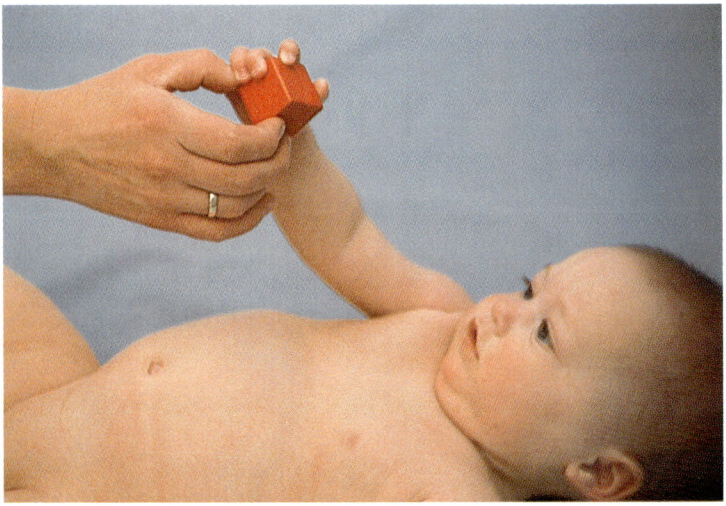

Abb. 84 Führt die Hand zum Klotz und ergreift ihn.

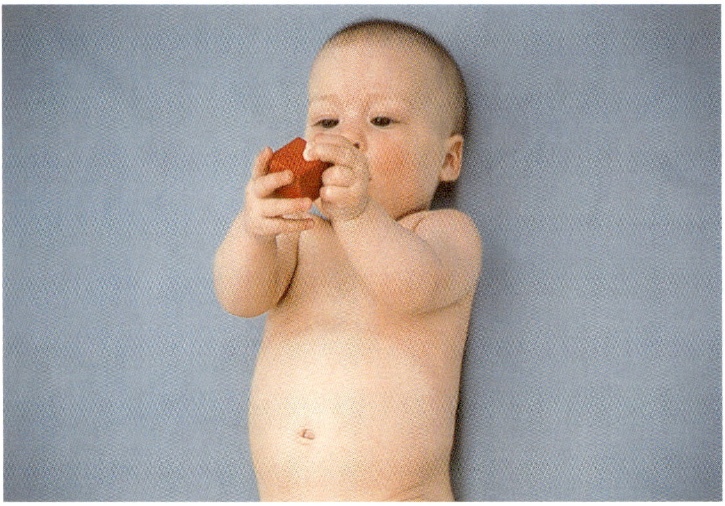

Abb. 85 Das Wechselspiel beider Hände.

Wechselt Klotz zwischen beiden Händen

Immer gezielter greift der Säugling nach dem Spielzeug. Berühren und Greifen bedeuten eine gute Auge-Hand-Kontrolle. Reicht man ihm einen Klotz von der Seite, so nimmt er ihn mit seinen Fingern und dem gestreckten Daumen. Wichtig ist die Beteiligung des Daumens. Genau sieht das Kind sich den Klotz an und wechselt den Klotz in der Mitte vor seinem Gesicht in die andere Hand. Dieses Auswechseln erfordert schon ein Wechselspiel beider Hände, nämlich Halten und Loslassen. Der Greifreflex muß fast verschwunden sein, sonst könnte das Kind nicht loslassen. Erstmals kann es von der einen Hand vor der Körpermitte zur anderen Hand übergeben. Dies ist eine enorme Entwicklungsphase in seiner Gehirnentwicklung. Beide Hälften des Großhirns spielen zusammen (VOJTA). Das Kind hat dadurch seine Körpermitte gefunden.

– Wechselt Gegenstand zwischen den Händen

Tip für Eltern:

Sollte Ihr Kind bei seinen Greifbemühungen den Kopf immer nach hinten überstrecken und nicht nach dem Spielzeug greifen können, so sprechen Sie mit Ihrem Kinderarzt.

Ende
6./7. Monat

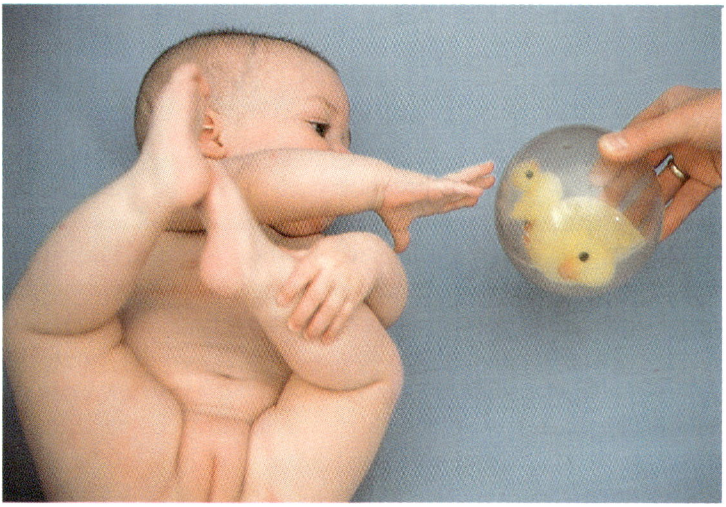

Abb. 86 Es greift über seine Körpermitte nach dem Spielzeug. Beginn des radialen Greifens *(Vojta)*.

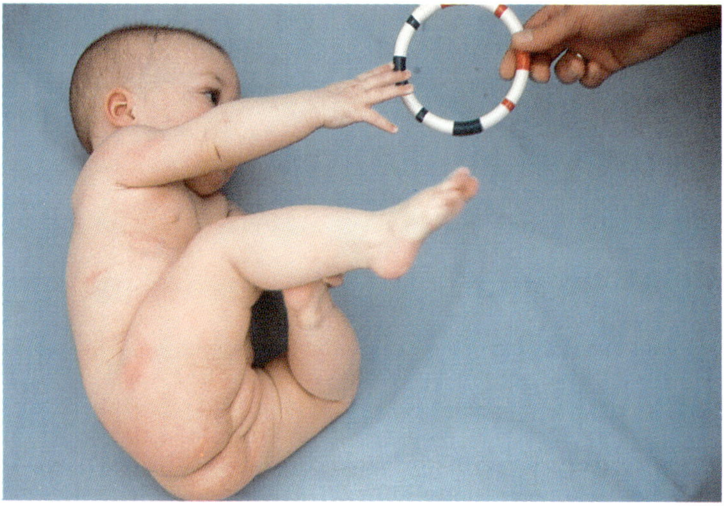

Abb. 87 Greift seitlich nach dem Ring.

Greift zur anderen Seite über seine Körpermitte

Mit einem halben Jahr dreht sich der Säugling vom Rücken auf den Bauch. Wichtige Voraussetzung hierfür ist das Greifen mit der Hand über seine Körpermitte zur anderen Seite. Automatisch geschieht dabei eine Körpergewichtsverlagerung zur Seite. Dies ist der Beginn des radialen Greifens (VOJTA). Zuerst wird der Gegenstand mit der ganzen Hand ergriffen, dann wandert das Spielzeug in der Hand allmählich zum Mittelfinger und Daumen – radialwärts –. Der Handgreifreflex (siehe Neugeborenes) ist nun endgültig verschwunden (VOJTA).

- Greift über seine Körpermitte zur anderen Seite mit seitlicher Gewichtsverlagerung
- Beginnt radial zu greifen
- Handgreifreflex ist verschwunden

Tip für Eltern:

Jetzt sollte Ihr Kind keinen Greifreflex mehr haben.

Ende
8. Monat

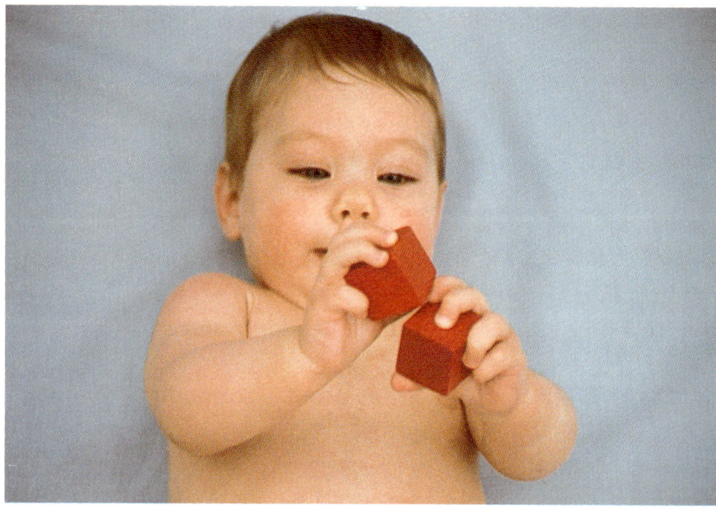

Abb. 88 Hebt je einen Klotz mit seinen Händen.

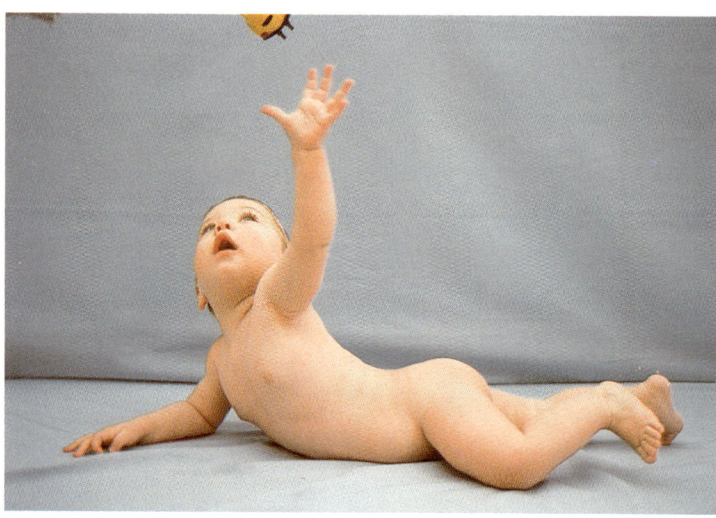

Abb. 89 Greift mit seiner Hand nach oben.

Umfaßt je einen Klotz mit seinen Händen

Mit dem Drehen über seine beiden Seiten gewinnt es immer mehr an Sicherheit in der Geschicklichkeit seiner Hände. Es bevorzugt keine Seite zum Greifen, es beherrscht die Greiffunktion beider Hände gleich gut. Gibt man dem Kind nacheinander in jede Hand einen Klotz, so hält es mit beiden Händen die Klötze, ohne einen davon loszulassen (BÜHLER/HETZER). Kurz kann es mit der rechten und linken Hand einen Klotz halten.

Greift mit seiner Hand nach oben in die Luft

Mit acht Monaten spielt das Kind gerne auf dem Bauch und auf der Seite. In dieser Lage hebt es den Arm und holt sich den angebotenen Gegenstand.

Tip für Eltern:

Ihr Kind sollte mit beiden Händen gleich gut greifen.
Nach der MFED konnten in der 32. Woche die Kinder diese Funktion.

Ende 8. Monat

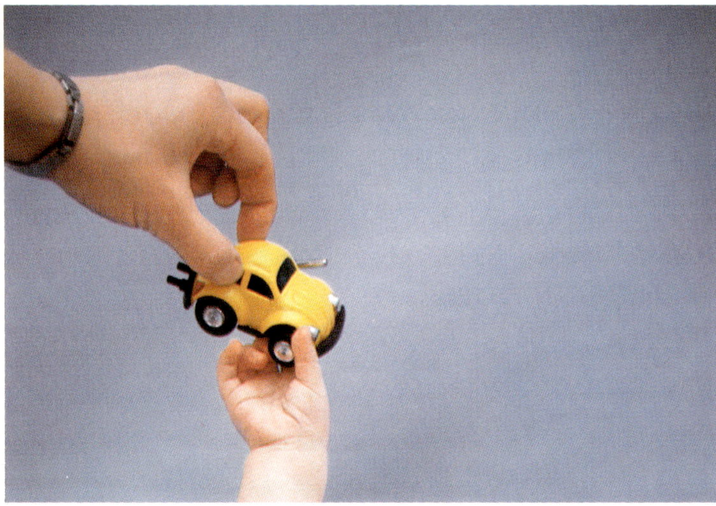

Abb. 90 Greift nach oben, Beginn der Feinmotorik *(Vojta).*

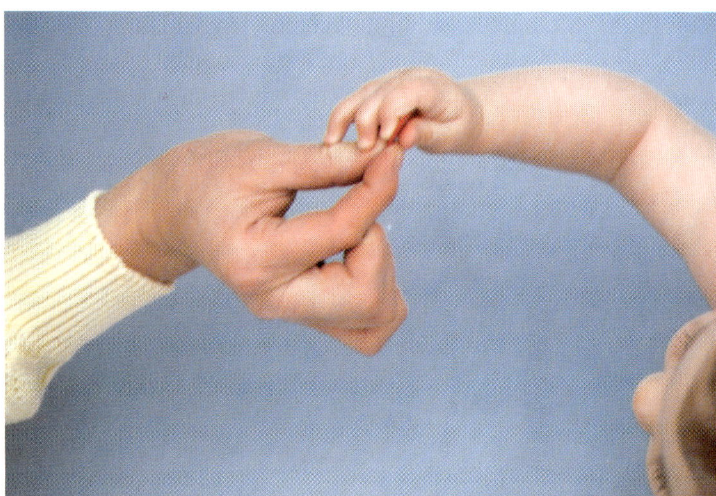

Abb. 91 Hält Plättchen zwischen Daumen, Zeige- und Mittelfinger.

Greift mit seiner Hand nach oben in die Luft

Mit dieser Armstreckung erreicht es einen wichtigen Schritt in der Feinmotorik (VOJTA). Gibt man dem Kind ein Plättchen, so greift es hauptsächlich mit Mittel- und Zeigefinger und Daumen danach. Der Gegenstand wird nur von den Fingern berührt (MFED). Man spricht auch vom radialen Greifen.

- Greift gezielt nach oben in die Luft
- Beginnt mit gestreckten Fingern und Daumen zu greifen

Tip für Eltern:

Warten Sie, bis Ihr Kind sich selbst hinsetzt. Es kann sehr gut im Liegen spielen und übt so alle Fertigkeiten, die es später zum feinen Greifen benötigt.

Ende
9. Monat

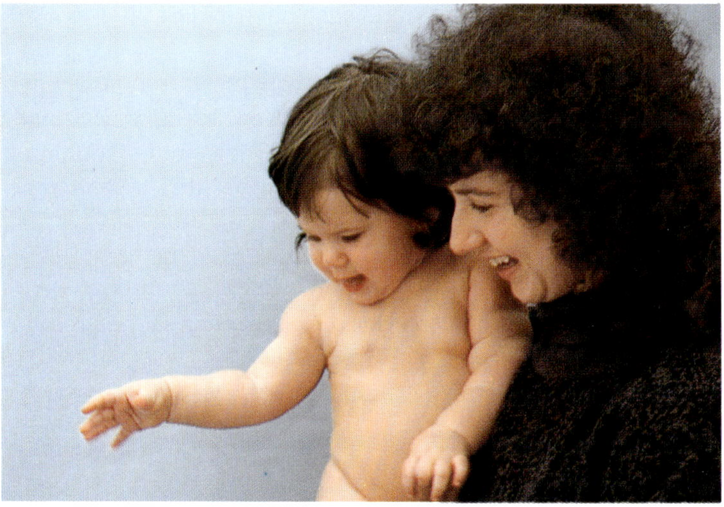

Abb. 92 Es öffnet seine Hand ...

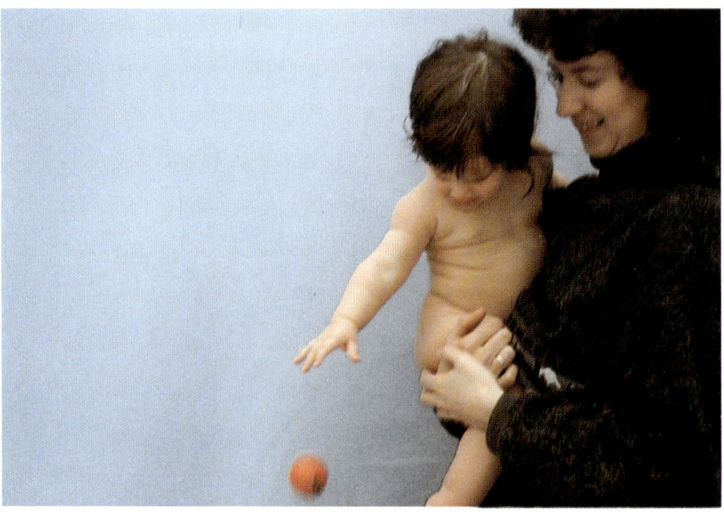

Abb. 93 ... und läßt los.

Es öffnet die Hand willkürlich

Mit der neuen Fertigkeit, die Hand öffnen zu können, entwikkelt sich das Wegwerfspiel. Riesig freut sich das Kind, jedes Spielzeug wegzuwerfen. Ganz aufmerksam beobachtet es den fallenden Gegenstand. Ganz nebenbei erfährt es, daß ein Klotz schneller herunterfällt als eine Feder. Damit bemerkt es die räumliche Tiefe, die Schnelligkeit und das Geräusch des fallenden Gegenstandes.

- Läßt los

Nach der MFED konnten 90% der Kinder in der 38. Woche absichtlich die Hand öffnen.

Ende
10. Monat

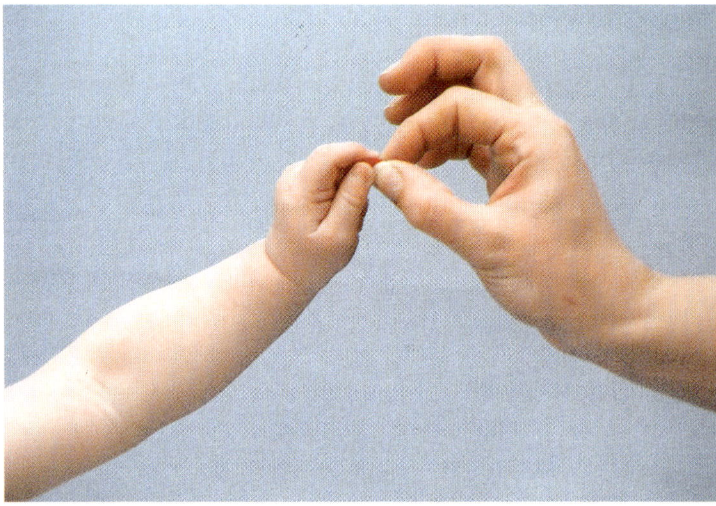

Abb. 94 Greift mit Zeigefinger und Daumen.

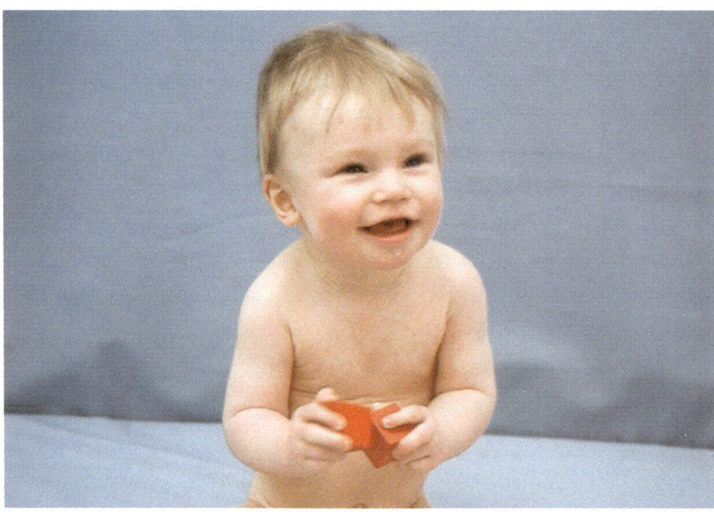

Abb. 95 Klopft zwei Klötze aneinander.

Der »Pinzettengriff«

Jeder kleine Gegenstand auf dem Boden erweckt das Interesse des Kindes. Die feinsten Fusseln werden aufgelesen und in den Mund gesteckt. Alles wird mit dem vorgestreckten Zeigefinger erforscht. Die Fingerbewegungen werden immer feiner. Es nimmt nun Plättchen oder Krümel mit Zeigefinger und Daumen.

Klopft zwei Klötze aneinander

Das Zusammenspiel beider Hände ist mit viel Freude verbunden. Zeigt ihm die Mutter, wie man zwei Klötze aneinander klopft, so macht es das Kind nach. Viel Spaß hat es an dem Krach der Klötze.

Nach der MFED beherrschten 90% der Kinder den Pinzettengriff in der 40. Woche. 90% klopften in der 42. Woche zwei Würfel aneinander.

Ende
11. Monat

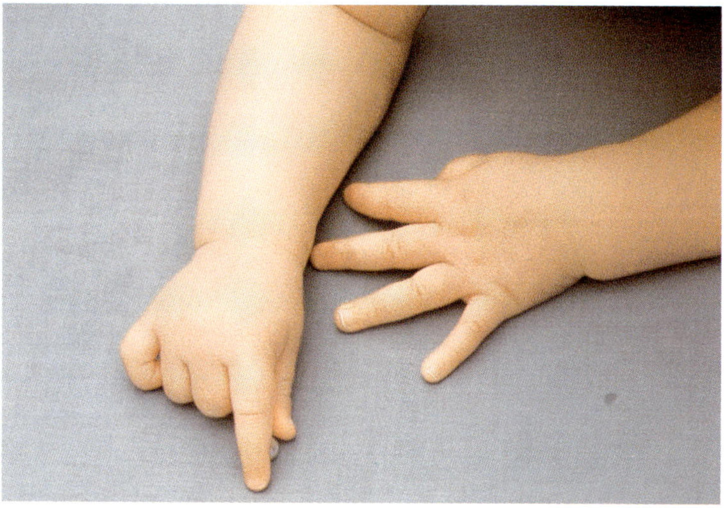

Abb. 96 Hebt Perle mit Daumen und Zeigefinger auf.

Ende
12. Monat

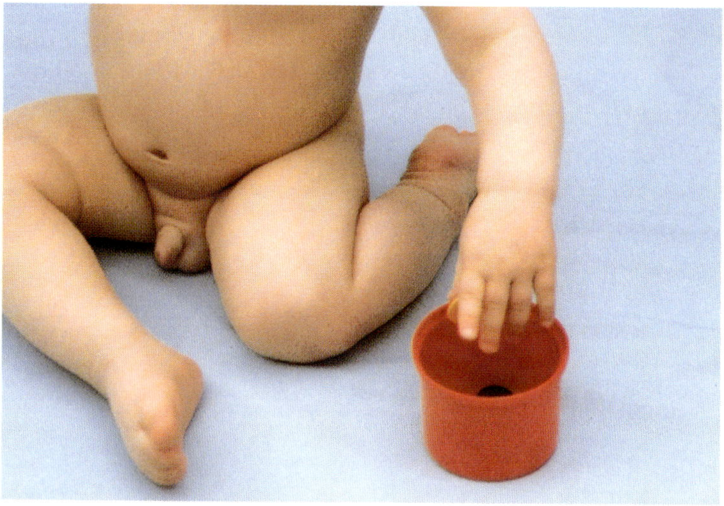

Abb. 97 Läßt Plättchen in den Behälter fallen.

Der »Zangengriff«

Große Geschicklichkeit hat das Kind beim Greifen erreicht. Kleinste Gegenstände kann es nun festhalten und auflesen. Wie eine Zange umgreifen Zeigefinger und Daumen die Perle. Dabei ist der Zeigefinger gebeugt, der Daumen gestreckt (MFED).

– Hebt Perle mit gebeugtem Zeigefinger und Daumen auf

Nach der MFED konnten 95% der Einjährigen den Zangengriff.

Läßt Plättchen in den Becher fallen

Mit dieser Fingerfertigkeit hat es einen hohen Grad der Muskeldifferenzierung erreicht. Zielsicher ergreift es mit Daumen und Zeigefinger das dargebotene Plättchen und hält es fest. Durch Öffnen seiner beiden Finger läßt es dann das Plättchen wieder los. Für diese Funktion muß die Steuerung der Fingermuskeln zwischen Strecker und Beuger schon fein abgestuft sein – das Kräftespiel beider Muskelgruppen muß gut koordiniert sein.

– Läßt Plättchen los

Nach der MFED konnten 90% der Kinder diese Fertigkeit in der 52. Woche.

Ende
12. Monat

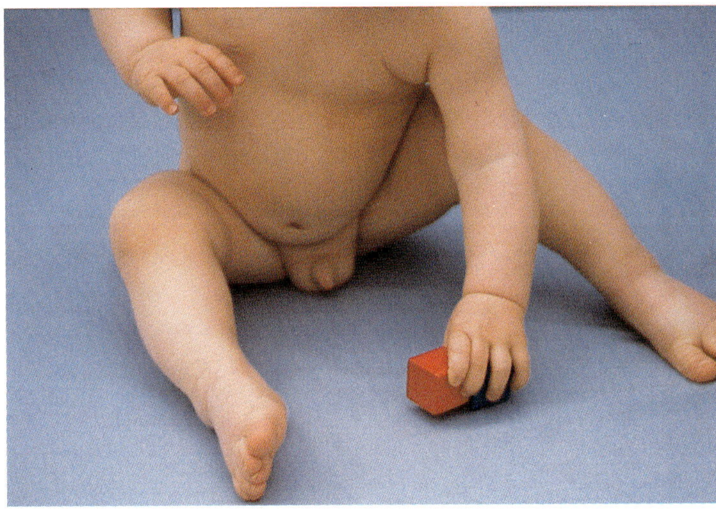

Abb. 98 Nimmt zwei Klötze in die Hand.

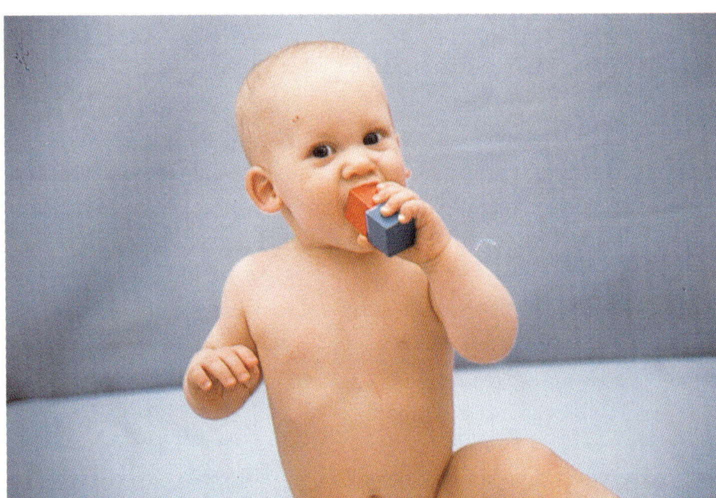

Abb. 99 Kann zwei Klötze in einer Hand halten.

Hält zwei Klötze in einer Hand

Mit einem Jahr können die Hälfte aller Kinder zwei Würfel gleichzeitig für einen kurzen Zeitraum in einer Hand halten. Dies erfordert große Anpassungsfähigkeit der Hand an Gegenstände.

- Greift mit einer Hand nach zwei Klötzen

Kann nicht bei 90% aller Kinder mit 12 Monaten erreicht werden.

Die Entwicklung der Sinnesorgane und der räumlichen Wahrnehmung

Neugeborenes

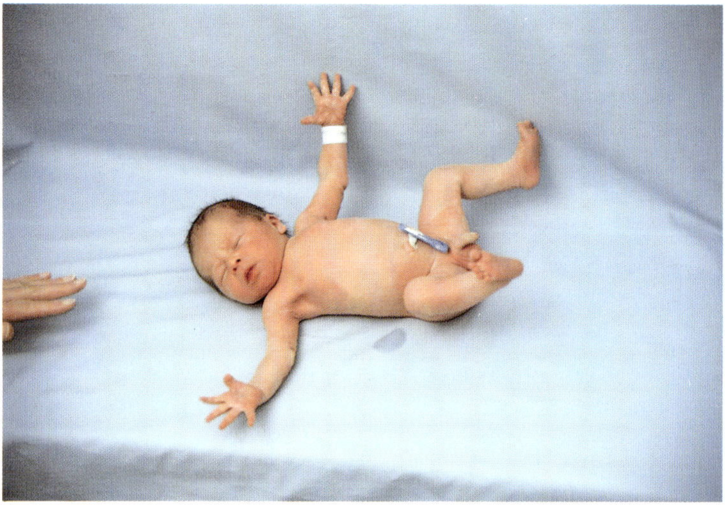

Abb. 100 Es reagiert mit der Moro-Reaktion auf extreme Licht- und Geräuschquellen.

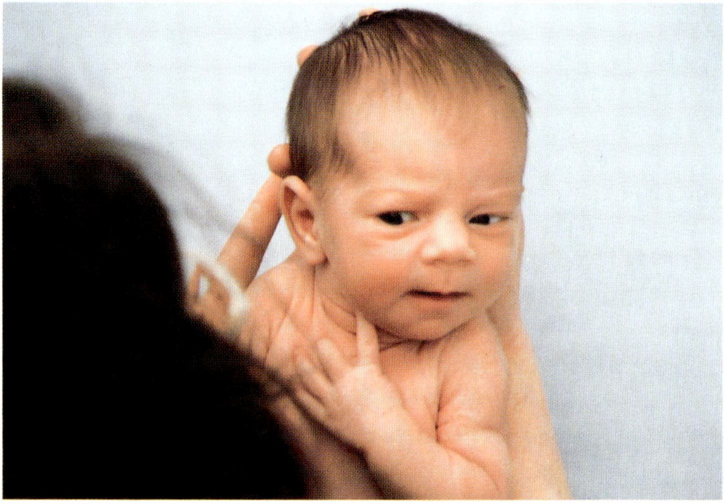

Abb. 101 Das Puppenaugenphänomen.

Die Moro-Reaktion

Durch kräftiges Klatschen auf die Unterlage oder durch extreme Licht- oder Geräuschquellen erschrickt das Neugeborene. Es reagiert rein reflektorisch mit dem ganzen Körper. Arme und Beine werden zur Seite gestreckt. Erschrickt es sehr stark, so wird es sogar weinen. Es reagiert rein reflektorisch durch seine Sinnesorgane (Auge und Ohr) (MFED).

Das Puppenaugenphänomen

Dreht man den Kopf des Säuglings von der Mitte zur Seite, so bleiben die Augen des Kindes kurz in der Mitte. Verzögert folgen sie dann zur Seite, um wieder zur Mitte zu kommen. Die Augen folgen rein reflexogen der neuen Lage des Kopfes (VOJTA).

Tip für Eltern:

Das Puppenaugenphänomen muß auf beiden Seiten auslösbar sein (VOJTA).

Ende 1. Monat

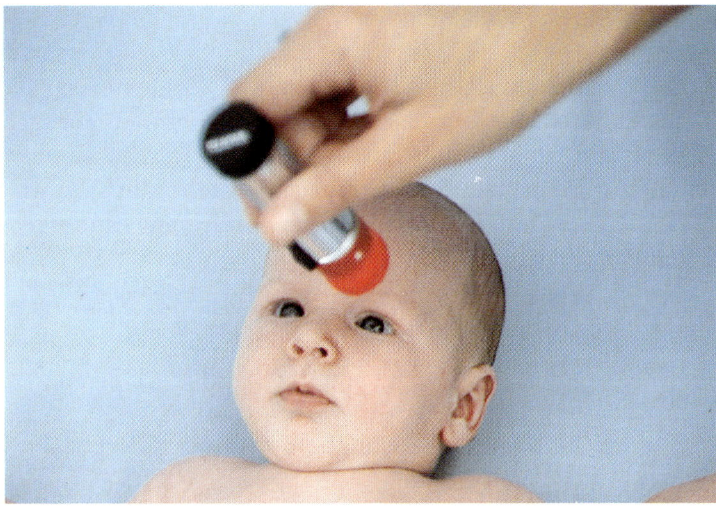

Abb. 102 Fixiert kurz das Licht.

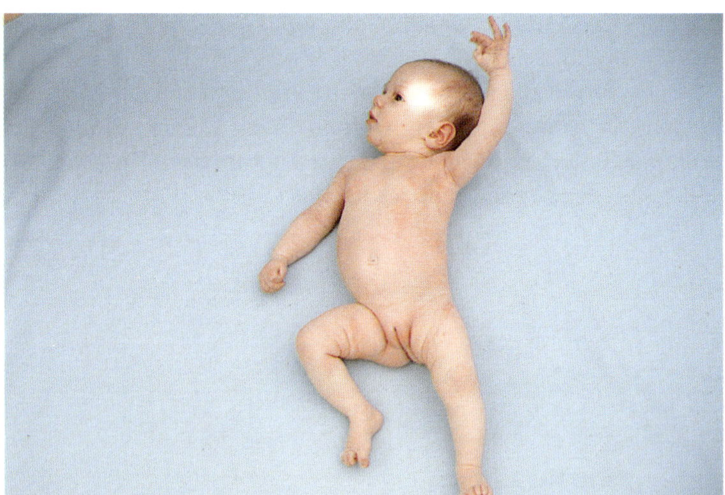

Abb. 103 Folgt dem Licht mit Kopf und Körper.

Fixiert kurz

Schon junge Säuglinge fixieren. Hält man eine Taschenlampe vor seine Augen, so konzentriert es sich auf die Lichtquelle und fixiert sie kurz.

Folgt dem Licht mit Kopf und Körper

Wird der Lichtstrahl der Taschenlampe zur Seite bewegt, so folgt der Säugling dieser Lichtquelle mit dem Kopf und dem Körper (ARSAKIJ, KRJUCKOVA, VOJTA).

Tip für Eltern:

Die Lichtquelle am Bett Ihres Kindes sollte nicht einseitig sein. Legen Sie Ihr Kind mal an das Fußende mit dem Kopf und umgekehrt, so brauchen Sie das Bett nicht umzustellen.

Ende 1. Monat

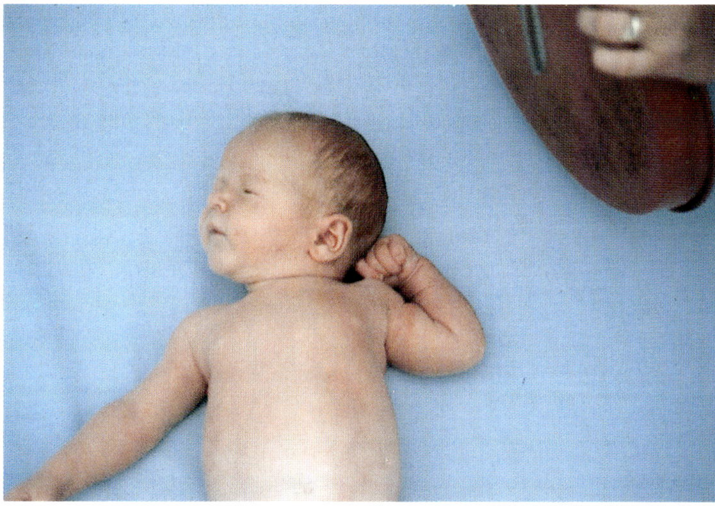

Abb. 104 »Es blinzelt reflektorisch«, bei plötzlichem lauten Reiz.

Ende 2. Monat

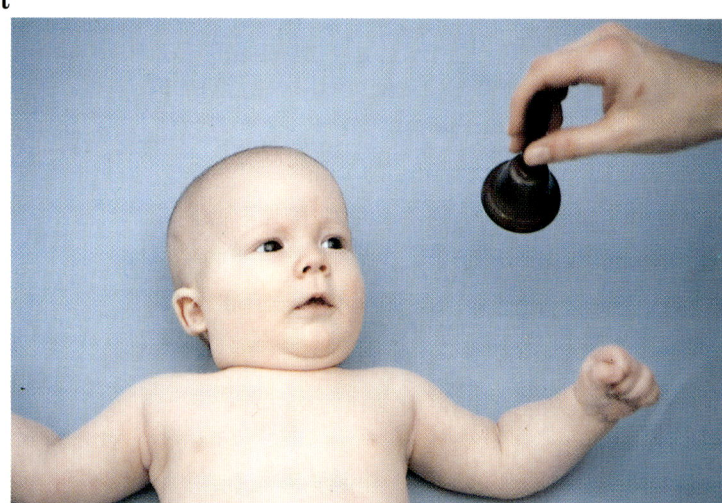

Abb. 105 Es lauscht mit Auge, Mund und Ohr.

Reflektorisches Blinzeln (Ohr) (RAF-Reflex acusticofacialis)

Schon am Ende des ersten Monats kann die Hörfähigkeit des Kindes reflektorisch überprüft werden. Ertönt plötzlich neben seinem Ohr ein lauter akustischer Reiz (hier durch einen Schlag auf ein Blechtablett mit einem Messer), so blinzelt der Säugling reflektorisch mit seinen Augen. Natürlich ist dies auf beiden Seiten auslösbar (VOJTA). Dieser Reflex bleibt das ganze Leben erhalten.

- Blinzelt reflektorisch

Es lauscht einer Glocke

Wie das Sehen, so wird auch das Hören immer feiner. Ertönt in seiner Nähe eine Glocke, so hält es mit dem ganzen Körper still. Es lauscht mit Auge, Mund und Ohr.

- Hört feiner

Ende
3. Monat

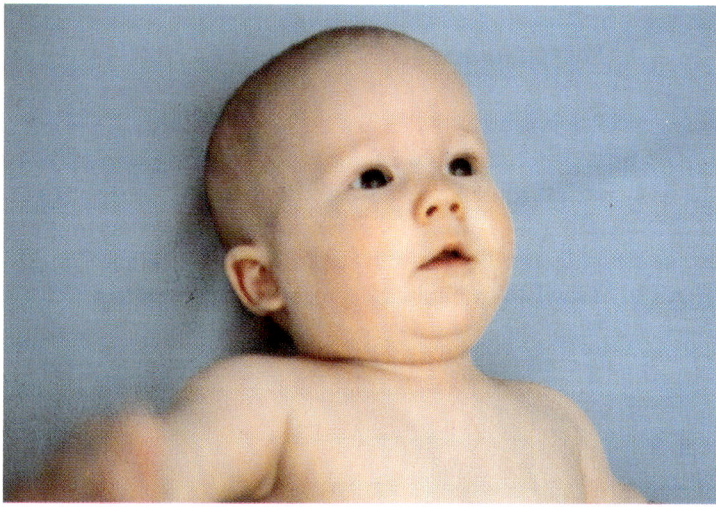

Abb. 106 Dreht seine Augen von der Mitte zur Seite.

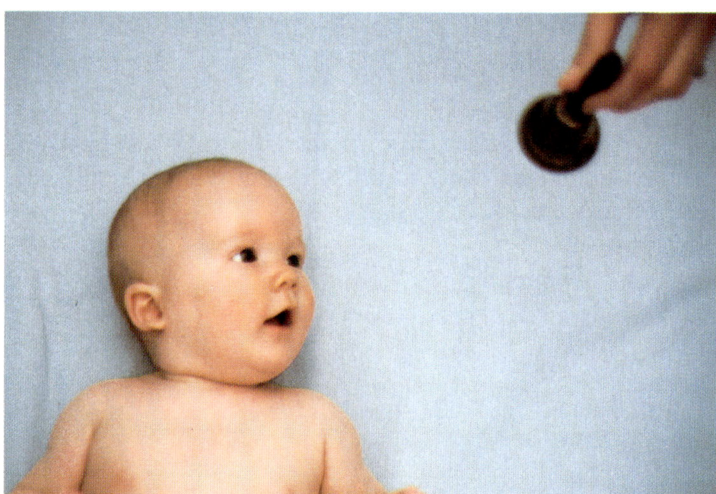

Abb. 107 Die erste isolierte Bewegung.

Es bewegt seine Augen

Mit drei Monaten läßt sich die Augenbewegung überprüfen. Man hält eine Glocke vor die Augen des Kindes, bis es diese ansieht. Wird dann die Glocke vor seinem Gesichtsfeld sowohl 90° zur rechten, als auch 90° zur linken Seite bewegt, so folgt es ihr mit den Augen bis zu den Augenwinkeln. Der Kopf wird meist mit gedreht. Diese Augenbewegung ist seine erste isolierte Bewegung (VOJTA).

Nach der MFED konnten 90% der Kinder in der 13. Woche ihre Augen seitlich bewegen.

Tip für Eltern:

Sollte Ihr Kind noch nicht auf einen plötzlichen lauten Reiz blinzeln, so sprechen Sie mit Ihrem Kinderarzt.

Ende
4. Monat

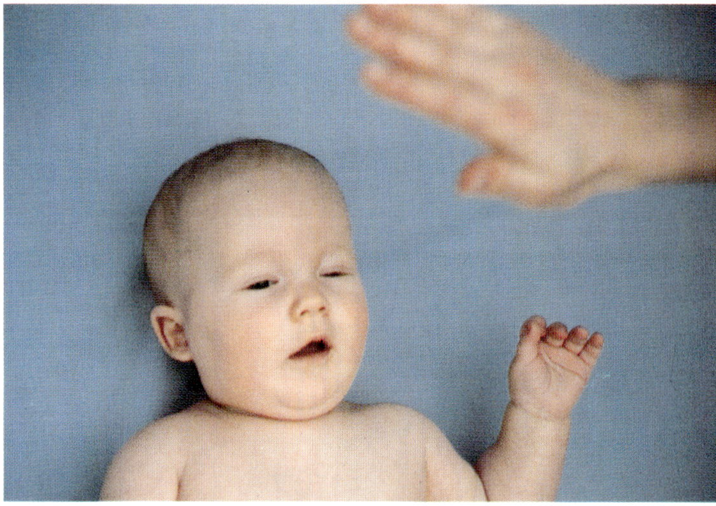

Abb. 108 »Schließt reflektorisch die Augen«, wenn plötzlich eine Hand erscheint.

Der Reflex opticofacialis (ROF)

Ab dem vierten Monat kann man die Sehfähigkeit der Augen überprüfen. Führt man eine Hand plötzlich vor die Augen des Kindes, so schließt es prompt seine Augen. Es darf aber kein Luftzug bei Annäherung der Hand entstehen. Dieser Reflex beginnt mit 4 Monaten und muß mit sechs Monaten vorhanden sein (VOJTA). Auch dieser Reflex bleibt das ganze Leben erhalten.

Ende
5. Monat

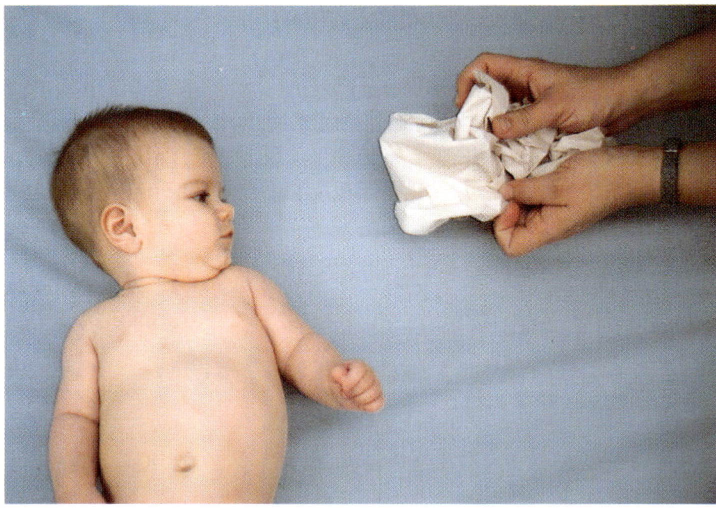

Abb. 109 Sucht nach dem Papierrascheln.

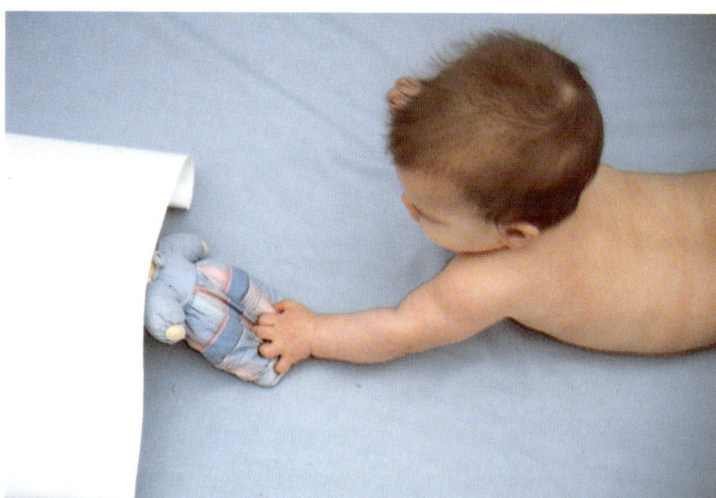

Abb. 110 Zieht seine Hand mit dem versteckten Spielzeug unter dem Tuch hervor.

Sucht mit Kopf und Augen nach der Geräuschquelle

Jedes Geräusch in der nächsten Umgebung weckt sein Interesse. Raschelt z. B. Papier auf der Seite, ohne daß dies vom Kind vorher bemerkt wird, so wendet es prompt den Kopf zur Geräuschquelle. Die Zuwendung zur Schallquelle setzt eine gewisse Reifung des Gehirns voraus und soll beidseits gleich gut beherrscht werden.

– Hört auf beiden Seiten

Tip für Eltern:

Sollte Ihr Kind auf einer Seite nie reagieren, so besprechen Sie dies mit Ihrem Kinderarzt.

Findet versteckte Hand mit dem Spielzeug

Spielt das Kind interessiert mit einer Puppe und verdeckt man nun Hand und Puppe mit einem Tuch, so zieht das Kind seine Hand mitsamt dem Spielzeug wieder hervor. Dies ist schon eine erste Gedächtnisleistung (Uzgiris und Hunt-Skalen).

**Ende
6. Monat**

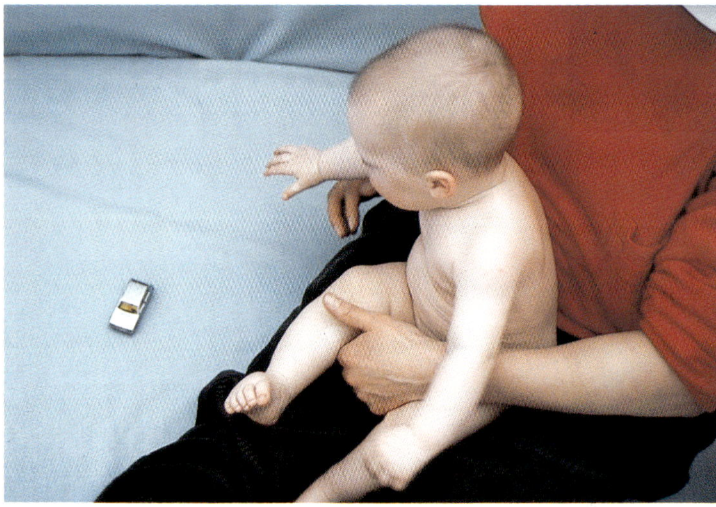

Abb. 111 Blickt nach heruntergefallenem Spielzeug.

**Ende
7. Monat**

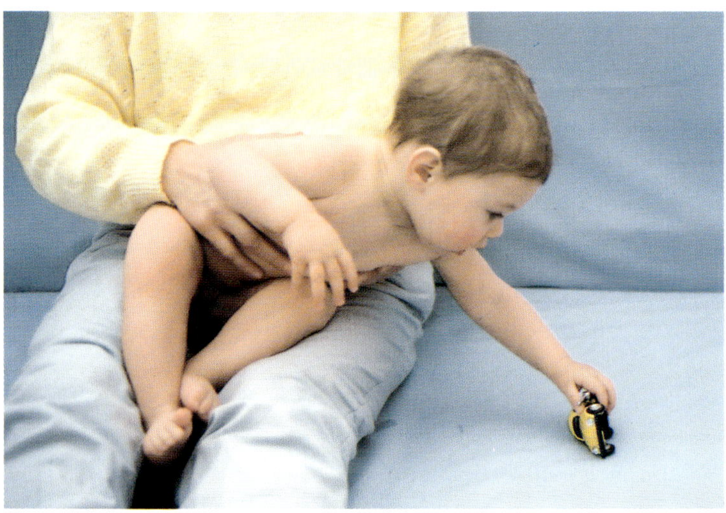

Abb. 112 Holt das Auto.

Schaut einem heruntergefallenen Auto hinterher

Sitzt das Kind auf dem Schoß der Mutter und fällt ihm dabei sein Spielzeug, mit dem es gespielt hat, aus der Hand, so blickt es dem Spielzeug nach, welches auf den Boden fällt. Es versucht sogar, sich zu dem heruntergefallenen Gegenstand zu beugen. Dabei erfährt es die Entfernung von der Sitzhöhe zum Boden.

- Erfaßt Höhe und Tiefe

MFED: 92% der Kinder versuchten, sich nach dem hinuntergefallenen Gegenstand zu beugen.

Tip für Eltern:

Jetzt sollte Ihr Kind bei plötzlicher Annäherung der Hand seine Augen schließen (VOJTA).

Holt das heruntergefallene Auto

Die räumliche Wahrnehmung erfährt immer mehr eine Differenzierung. Auf dem Rücken liegend kann es sich nun zu beiden Seiten drehen und so alles erreichen, was seine Neugierde weckt. Es erfährt somit die räumliche Entfernung auf dem Boden. Auf dem Schoß der Mutter hat es den Überblick von oben. Sieht es ein Spielzeug auf dem Boden, welches sein Interesse geweckt hat, so möchte das Kind dieses unbedingt erreichen. Es beugt sich sogar soweit vor, bis es das Spielzeug in seiner Hand hält. Es lernt dadurch, die räumliche Entfernung immer mehr abzuschätzen. Durch seinen Bewegungsdrang kann es sogar seine Lage auf dem Schoß der Mutter verändern.

- Beugt sich auf dem Schoß der Mutter so weit vor, bis es das ersehnte Spielzeug in seiner Hand hält

MFED: 92% der Kinder konnten dies in der 26. Woche.

Ende
8. Monat

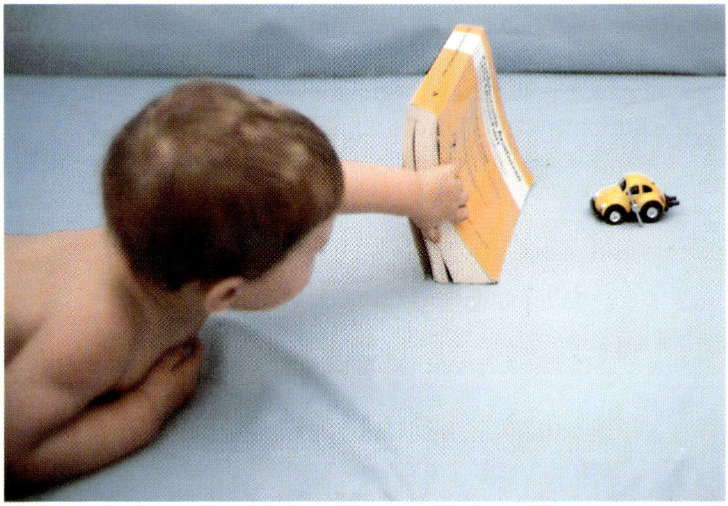

Abb. 113 Sucht das versteckte Spielzeug.

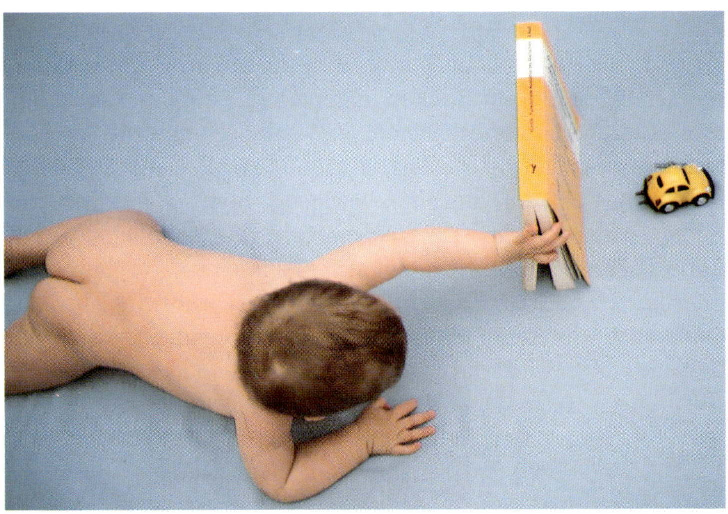

Abb. 114

Findet versteckte Spielsachen

Die Wißbegierde in diesem Alter ist sehr groß. Über den Bewegungsfortschritt, sich auf dem Boden vorwärts bewegen zu können, wächst auch seine Neugierde auf die Umwelt. Versteckt man vor dem Kind ein Spielzeug, mit dem es vorher hantiert hat, so wird es dieses suchen. Es hebt den Behälter hoch, unter dem das Auto versteckt wurde, es verschiebt eine Barriere (hier ein Buch), um das Spielzeug zu finden, und es findet sogar eine Glocke unter einem von zwei Tüchern, unter welchen es vor ihm versteckt wurde (HUNT/UZGIRIS auf der Basis von PIAGET's Lehre).

- Findet Spielzeug, das vor ihm versteckt wurde. Erfaßt räumliche Beziehung zwischen vorne, hinten und unten

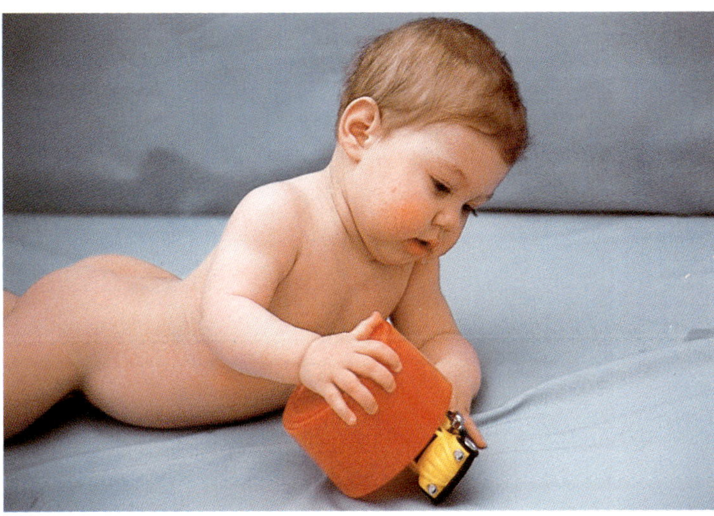

Abb. 115 Sucht Spielzeug unter einem Becher.

Ende
8. Monat

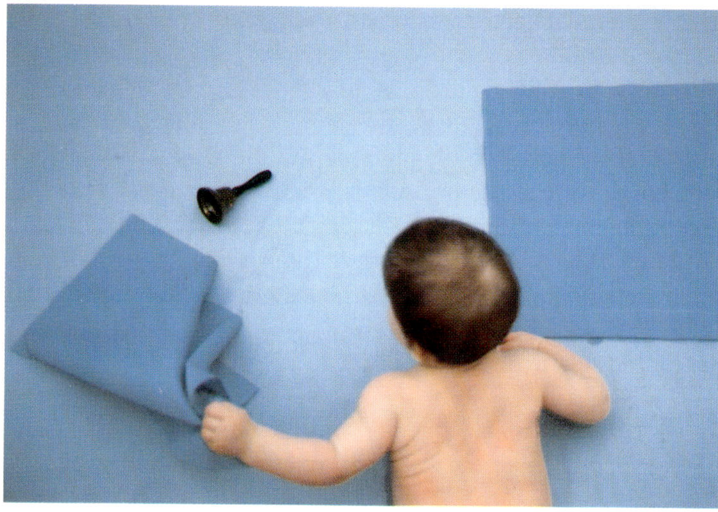

Abb. 116 Sucht die Glocke unter dem richtigen Tuch.

Ende
9. Monat

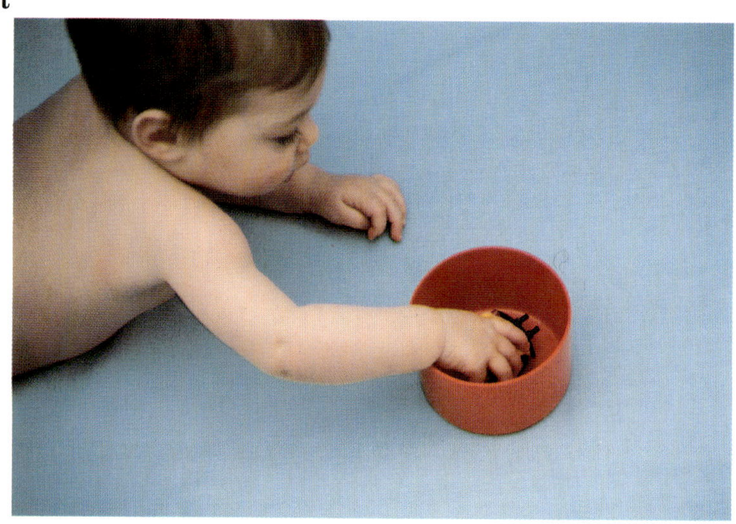

Abb. 117 Es nimmt Auto im Behälter wahr und greift hinein.

Findet Spielzeug in einem Behälter und greift hinein

Regt man das Interesse des Kindes dadurch an, daß man mit einem Behälter klappert, worin wie z. B. hier ein Auto versteckt ist, oder holt das Auto einige Male heraus und läßt es wieder hineinfallen, dann schaut das Kind in den Behälter und greift hinein. Einige Kinder können dann das Spielzeug auch schon aus dem Behälter wieder herausholen (MFED). So erfährt das Kind den räumlichen Unterschied zwischen außen und innen.

- Findet Spielzeug im Behälter
- Erfaßt räumliche Beziehung zwischen außen und innen

Ende
10. Monat

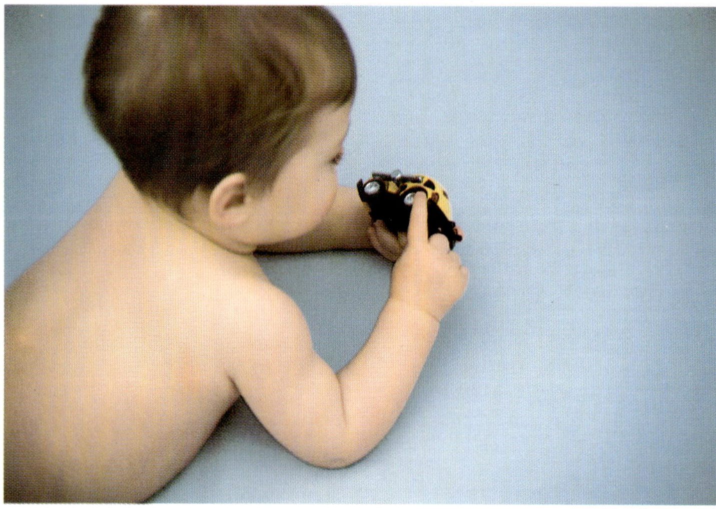

Abb. 118 Untersucht mit dem Zeigefinger Bestandteile.

Ende
11. Monat

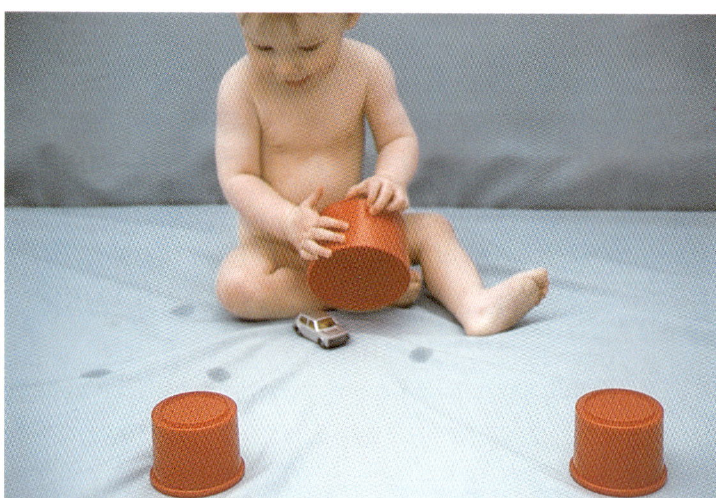

Abb. 119 Findet Auto unter einem von drei Bechern.

Erforscht mit dem Zeigefinger das Spielzeug

Hat es den Gegenstand in der Hand, so untersucht es mit dem Zeigefinger der anderen Hand die Bestandteile des Spielzeugs (wie z. B. hier das Rad des Autos). Das Kind erforscht nicht mehr nur mit seinem Mund den Gegenstand, sondern sieht das Spielzeug in seinen Einzelheiten und untersucht es neugierig. Es beobachtet schon differenziert.

– Betrachtet und betastet das Spielzeug genau

Nach der MFED berührten 90% der Kinder Details in der 41. Woche.

Findet begehrtes Spielzeug unter einem von drei Bechern

Versteckt man vor dem Kind das Spielzeug, mit dem es gerade gespielt hat, unter einem von drei Bechern, so hebt es den Becher hoch, unter welchem das Spielzeug (hier ein Auto) liegt. Das Suchen und Wiederfinden bedeutet schon eine kleine Konzentrationsübung. Es ist für das Gedächtnistraining wichtig (UZGIRIS und HUNT – auf der Basis der PIAGETschen Lehre).

Ende
12. Monat

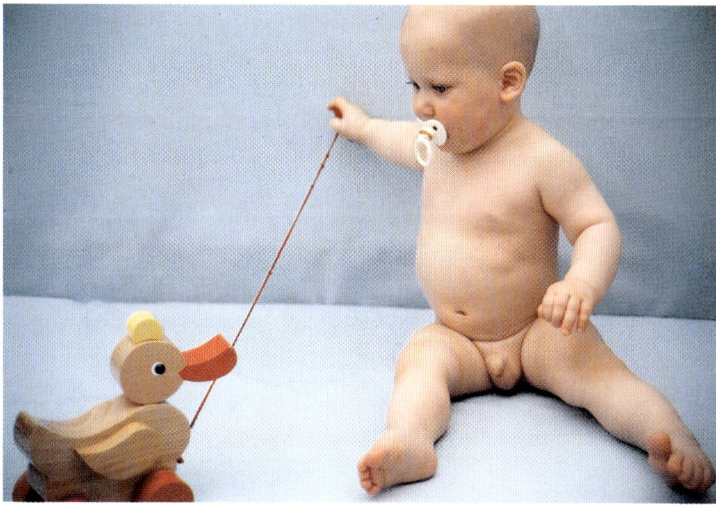

Abb. 120 Zieht Spielzeugente zu sich heran.

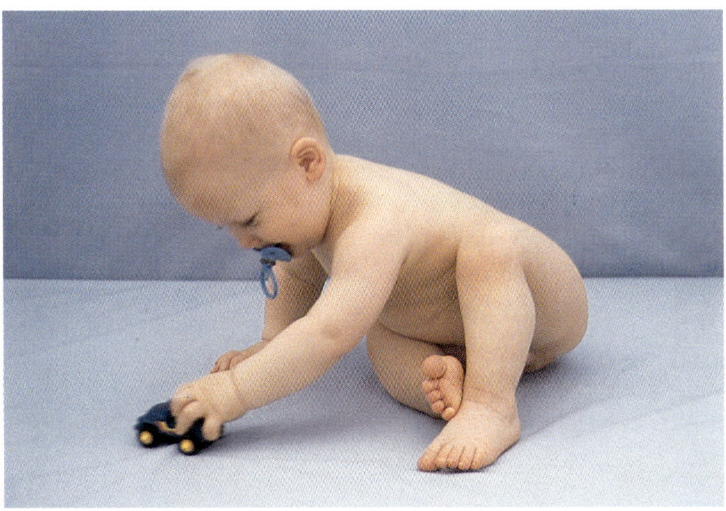

Abb. 121 Schiebt das Auto hin und her.

Zieht Spielzeugente zu sich heran

In diesem Alter zeigen sie großes Interesse für Gegenstände, die an einer Schnur befestigt hinterher gezogen werden. Diese Ente wackelt mit dem Kopf und macht Geräusche, wenn sie auf den Rollen gezogen wird. Das Kind beobachtet ganz genau das Spielzeug an der Schnur, hier die Ente, wie sie sich auf den Rollen bewegt. Gibt man dem Kind die Schnur, so zieht es die Ente zu sich heran.

Nach der MFED konnten dies 90% der Kinder in der 52. Woche.

Schiebt das Auto hin und her

Jedes Spielzeug mit Rädern, vor allem Autos erwecken seine Neugierde. Schiebt man das Auto auf der Stelle vor dem Kind hin und her, sieht es interessiert zu und versucht dies nachzumachen. Dabei ist der Druck seiner Hand auf das Auto dem Hin- und Herschieben noch nicht angepaßt. Es ahmt eher die Tätigkeit nach.

Ende
12. Monat

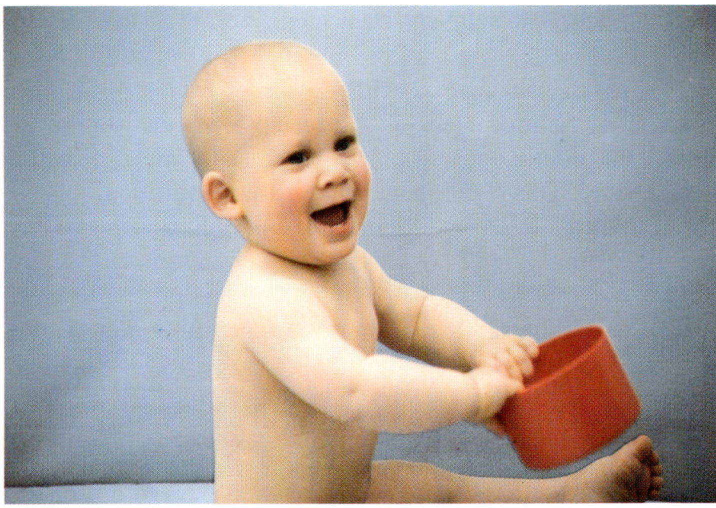

Abb. 122 Es klappert mit den Klötzen im Behälter.

Es schüttelt die Klötze im Behälter

Alles, was Krach macht und klappert, erweckt seine Freude. Schüttelt man den Becher mit Klötzen gefüllt vor ihm hin und her, so sieht es fasziniert zu. Es möchte den Behälter haben und ahmt das Schütteln des Behälters nach. Es hat viel Spaß an dem klappernden Geräusch.

Die Entwicklung des zwischenmenschlichen Kontaktes und des Umwelt-Kontaktes

Neugeborenes

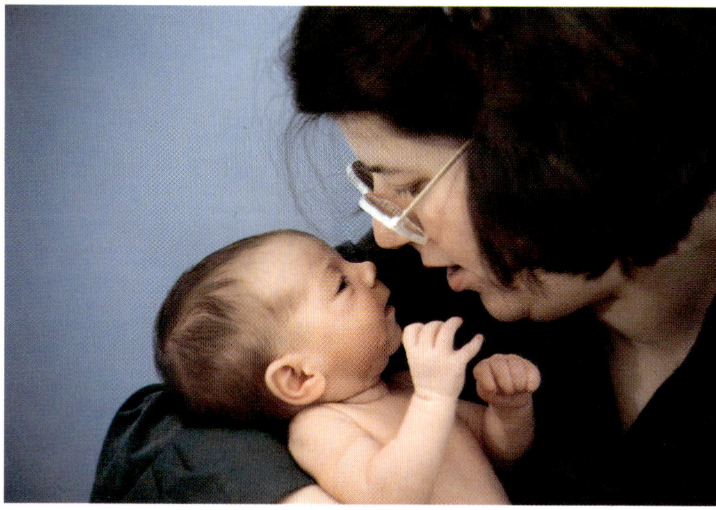

Abb. 123 Es beruhigt sich auf dem Arm der Mutter.

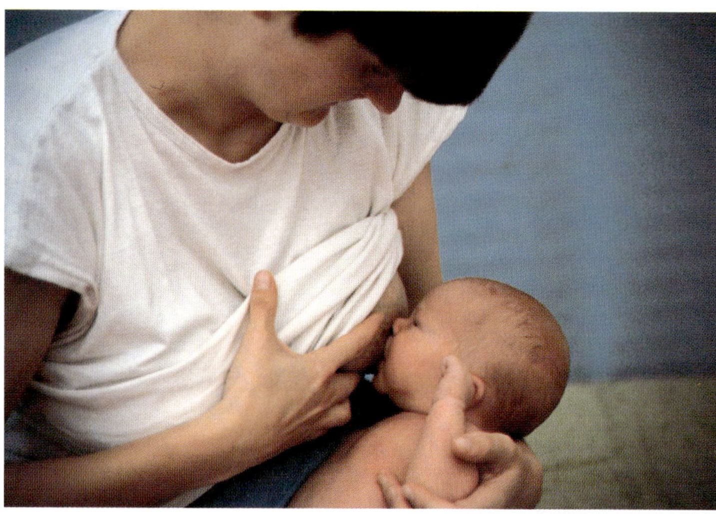

Abb. 124 Das Stillen.

Es fühlt sich auf dem Arm der Mutter geborgen

Der erste zwischenmenschliche Kontakt ist die Wärme und die Nähe der Mutter. Weint der Säugling, so fühlt er sich in ihrem Arm geborgen und läßt sich durch die Körpernähe und den Tonfall ihrer Stimme beruhigen. Natürlich nicht, wenn er hungrig ist.

Das Stillen

Ist er hungrig, so entsteht durch das Stillen der intensivste Hautkontakt, die innigste Beziehung zwischen Mutter und Kind. Das Stillen kommt inzwischen wieder in Mode. Dabei wird auf den direkten Körperkontakt hingewiesen. Das Saugen an der Brustwarze bedeutet aber auch für die Mundbewegungen des Babys einen großen Vorteil. Von Natur aus soll ein Säugling saugen und nicht trinken. Das Saugen geschieht, indem die Brustwarze der Mutter in den kindlichen Mund geführt wird, um diese gegen den harten Gaumen zu drücken und die Flüssigkeit nach hinten in die Kehle zu zwingen. Diese Faktoren sind bei den Flaschensaugern nicht gegeben. Dies betrifft die Länge (bleibt immer gleich), die Flexibilität und die Art, wie die Milch aus diesem Saugsystem fließt (DANIEL GARLINER).

Neugeborenes

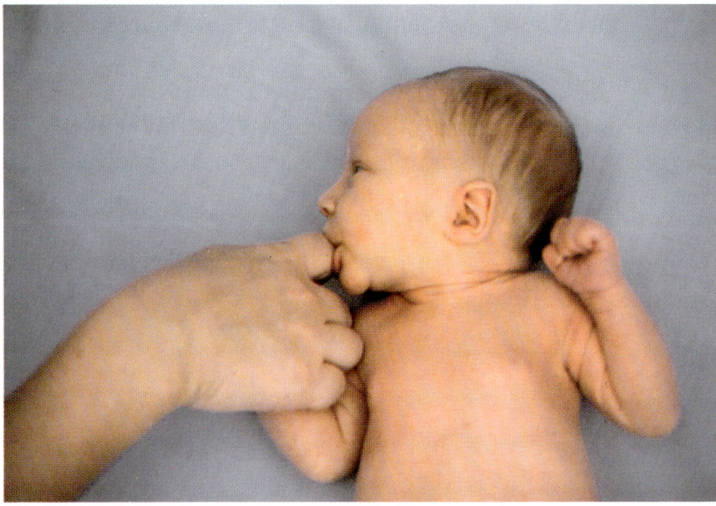

Abb. 125 Der Saugreflex.

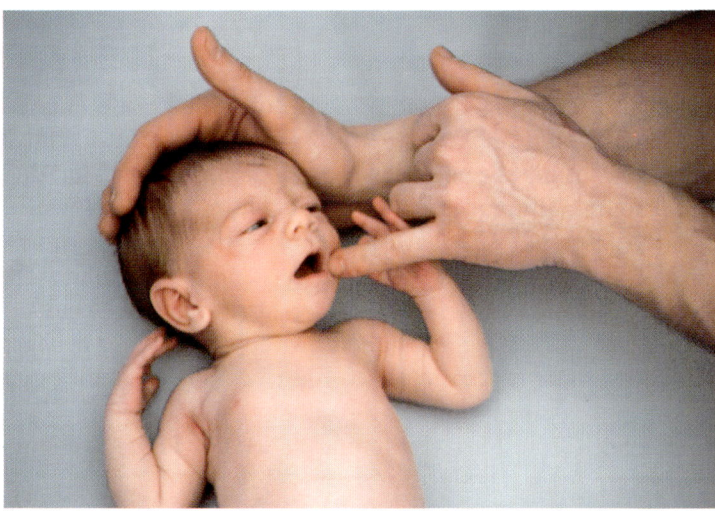

Abb. 126 Der Suchreflex.

Der Saugreflex

Wird der Mund mit einem Finger gereizt (oder der Brustwarze), so öffnen sich die Lippen des Kindes. Es streckt die Zunge zu den Lippen vor und bildet mit ihr eine Trogform. Nun umschließen die Lippen den Finger (oder die Brustwarze) und es biegt die Zunge zurück. Jetzt macht das Baby »Saug- und Schluckbewegungen« (INGRAM).
Beim Saugen kann das Baby die Länge der Brustwarze, den Fluß der Milch und die Flexibilität auf Grund der Elastizität der mütterlichen Brust kontrollieren. Bei den Flaschensaugern ist dies alles nicht möglich. Es gibt nur eine Größe von Schnullern, die für alle Säuglingsmünder passen soll, ob groß oder klein. Außerdem fließt die Milch aus dem Sauger so schnell und leicht, daß die Milch sogar oft neben den Mund fließt. Die Zunge muß dabei nicht, wie dies bei der Brustwarze der Fall ist, greifen und im Mund gegen den Daumen ziehen, sondern sie drückt, da die Milch zu schnell fließt, nach vorne gegen den Schnuller. Dies kann auf Dauer schädliche Folgen für die Mundbewegungen und für die Zahnstellung haben (DANIEL GARLINER).

Der Suchreflex

Durch Berühren des Mundwinkels wird der Suchreflex ausgelöst. Der Säugling wendet seinen Kopf zu der Seite, an der der Mund gereizt wurde. Mit diesem Suchreflex kann es die Brustwarze schneller finden und in den Mund stecken.

Ende
1. Monat

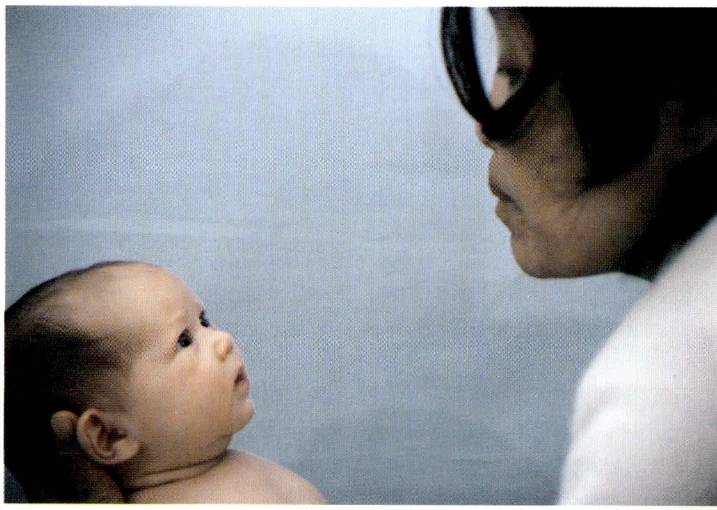

Abb. 127 Bestaunt seine Mutter mit Auge und offenem Mund.

Hält still, wenn es die Mutter sieht

Wenn die Mutter ihr Kind direkt vor sich hält und mit ihm spricht, so bleibt es ganz ruhig. Es blickt seine Mutter mit großen Augen verwundert an und öffnet staunend seinen Mund. Dies kann aber auch durch jede andere Person bei dem Kind ausgelöst werden (MFED).

Ende
2. Monat

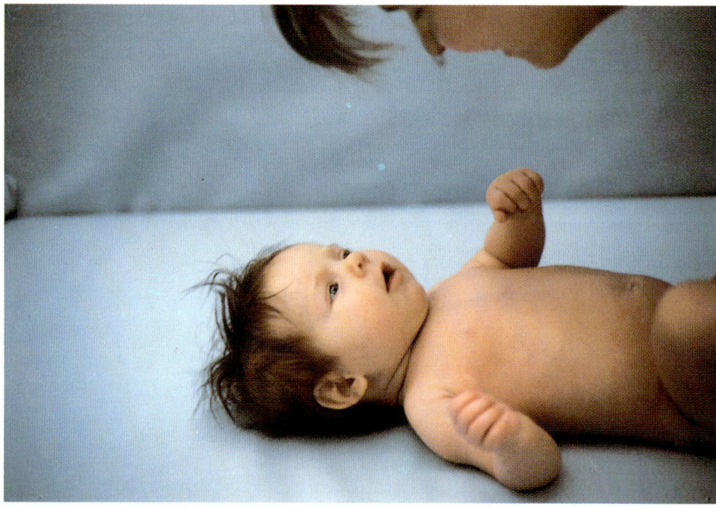

Abb. 128 Es sieht seine Mutter an ...

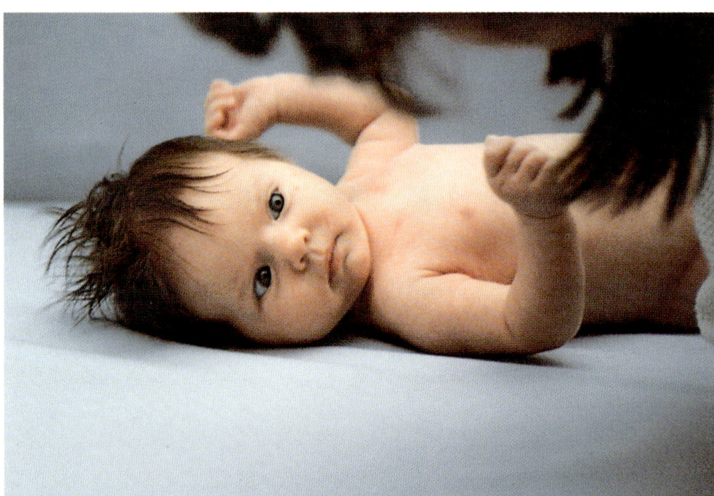

Abb. 129 ... und folgt ihr mit dem Kopf zur Seite.

Verfolgt das Gesicht der Mutter mit dem Kopf zur Seite

Beugt die Mutter (es kann auch eine andere Person sein) sich über das Gesicht des Kindes, so sieht es diese an. Schaut die Mutter das Kind an, spricht mit ihm und bewegt ihren Kopf zur Seite, so dreht das Kind – die Mutter fixierend – den Kopf von der Mitte zur Seite mit. Dies sollte nach beiden Seiten gleich gut möglich sein. Da das Kind noch keine isolierten Bewegungen kennt, reagiert bei dieser Kopfdrehung der Körper mit.

Tip für Eltern:

Achten Sie darauf, daß Ihr Kind nach beiden Seiten gleich gut Ihr Gesicht verfolgt.

Nach der MFED verfolgten 90% der Kinder in der 7. Woche den Kopf zu beiden Seiten.

Ende 2. Monat

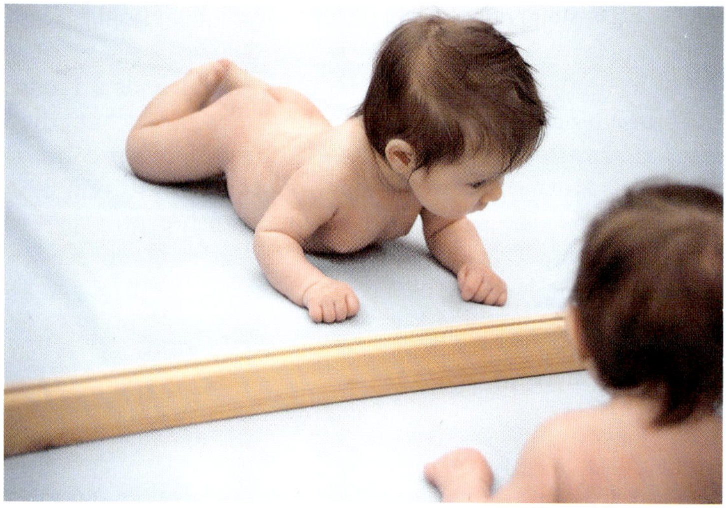

Abb. 130 Sieht sich im Spiegel noch nicht an.

Reaktion auf das Spiegelbild

Das Kind liegt vor dem Spiegel auf dem Bauch. Mit zwei Monaten hat es erst den »Unterarmstütz«, d. h. es kann seinen Kopf nur kurz heben und den Kopf noch nicht so gut halten. Der Spiegel interessiert das Kind in diesem Alter noch nicht, es sieht sich nicht im Spiegel an.

Ende
3. Monat

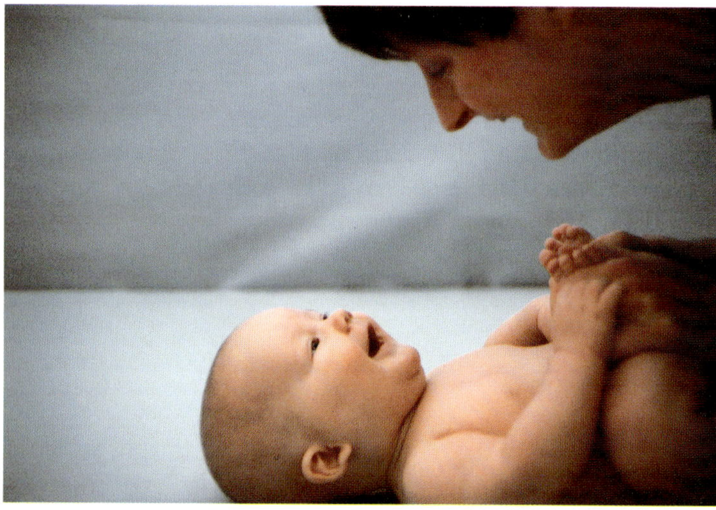

Abb. 131 Lächelt bewegtes Gesicht an.

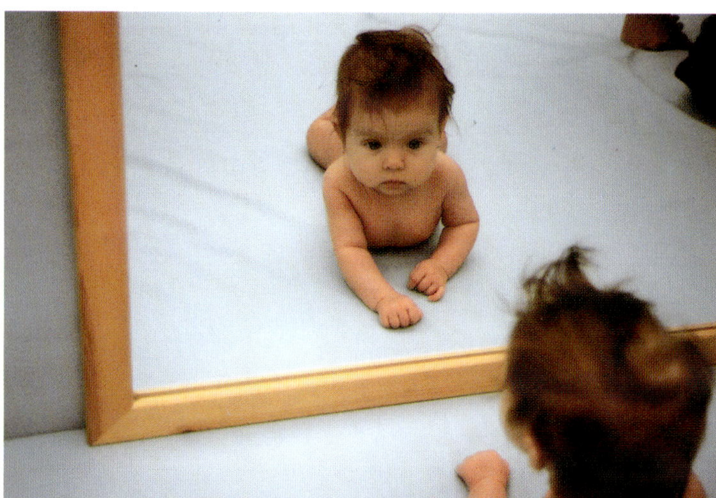

Abb. 132 Es sieht sein Spiegelbild an.

»Soziales« Lächeln

Schon kleine Säuglinge lächeln manchmal flüchtig. Dies ist aber nicht jedesmal provozierbar. Mit dem Ende des dritten Monats kann jeder Fremde das »soziale Lächeln« auslösen. Spricht man vor dem Gesicht des Kindes und bewegt den Kopf dabei, dann lächelt das Kind zurück. Für Mütter ist es sehr eindrucksvoll, wenn der Kinderarzt in diesem Alter mit dem Kind spricht und das Kind zurücklächelt.

- Lächelt wenn ein Gesicht sich vor ihm bewegt

Nach der MFED konnten 90% der Kinder dies in der 12. Lebenswoche.

Es sieht sein Spiegelbild an

Mit der sicheren Unterstützungsbasis des Ellbogen-Becken-Stützes hebt es nun seinen Kopf auf dem Bauch gut hoch. Liegt es vor dem Spiegel, so sieht es interessiert sein Spiegelbild an.

Tip für Eltern:

Der Suchreflex ist nun erloschen (VOJTA).

Ende
4./5. Monat

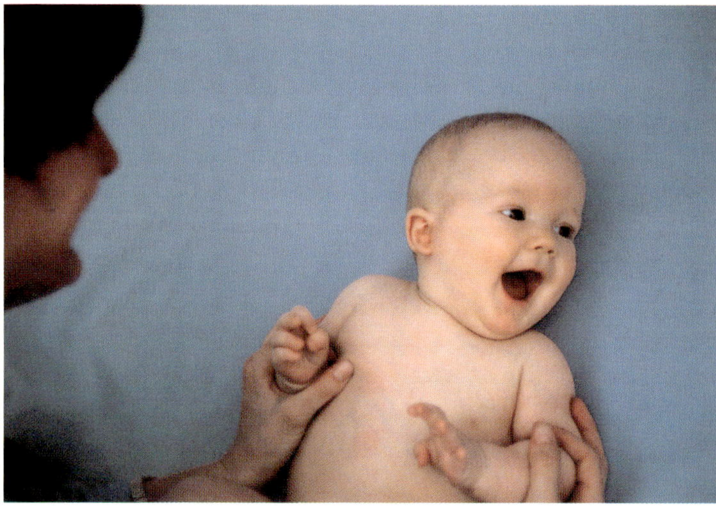

Abb. 133 Lacht jauchzend.

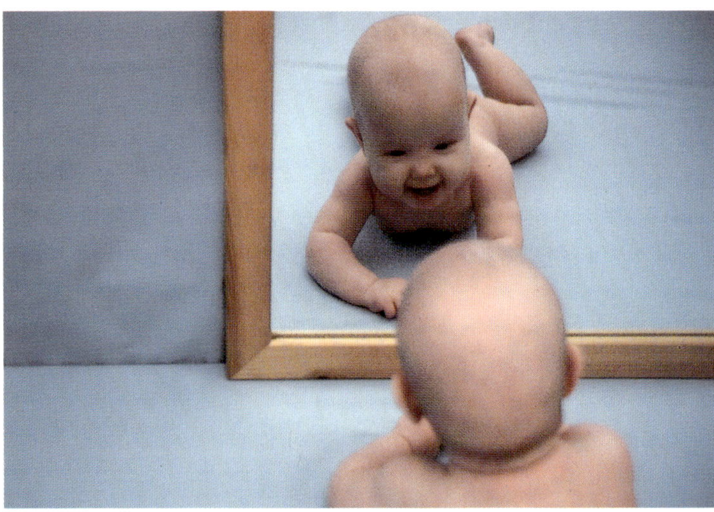

Abb. 134 Es lacht sein Spiegelbild an.

Es lacht jauchzend

Liegt das Kind auf dem Rücken und wird geneckt, so hört man ein jauchzendes Lachen. Freudig bewegt es dabei seine Arme und Beine. Das Lachen wird durch seine Stimme begleitet.

Nach dem MFED lachten 90% der Kinder in der 19. Woche hörbar.

Es lacht sein Spiegelbild an

Liegt es in dieser Zeit vor dem Spiegel, so sieht es hinein und strahlt sich an. Es reagiert auf sein Spiegelbild wie auf seine Umwelt. Für den Betrachter ist es ein Vergnügen, dieses zu beobachten.

Ende
6./7. Monat

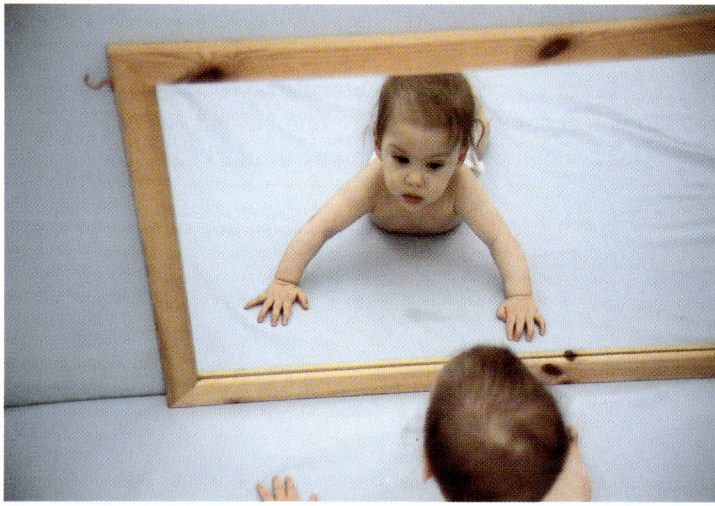

Abb. 135 Sieht sein Spiegelbild skeptisch an ...

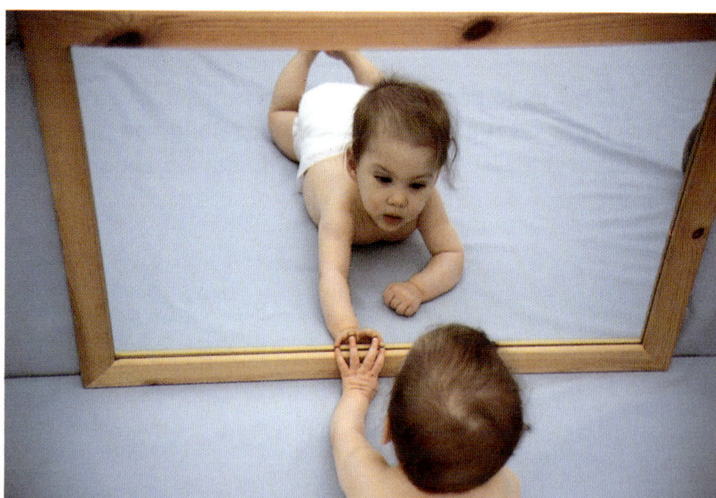

Abb. 136 ... und betastet es.

Ende
6./7. Monat

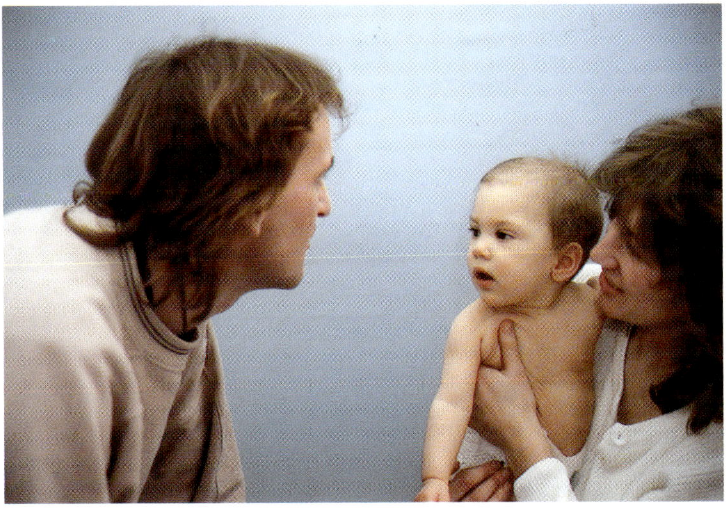

Abb. 137 Reagiert Fremden gegenüber zurückhaltend.

Betrachtet skeptisch sein Spiegelbild und betastet es

Liegt es vor dem Spiegel, sieht es sein Spiegelbild befremdlich an. Während es sich ansieht, versucht es, sich im Spiegel zu betasten.

– Der Saugreflex ist verschwunden (Vojta)

Zeigt Fremden gegenüber Zurückhaltung

Das Strahlen zu seiner Umwelt wird getrübt. Erste Skepsis kann man im Angesicht des Kindes entdecken, wenn es auf dem Arm der Mutter ist und ein fremdes Gesicht sich ihm nähert. Es lernt jetzt fremde und vertraute Personen zu unterscheiden.

Ende
8. Monat

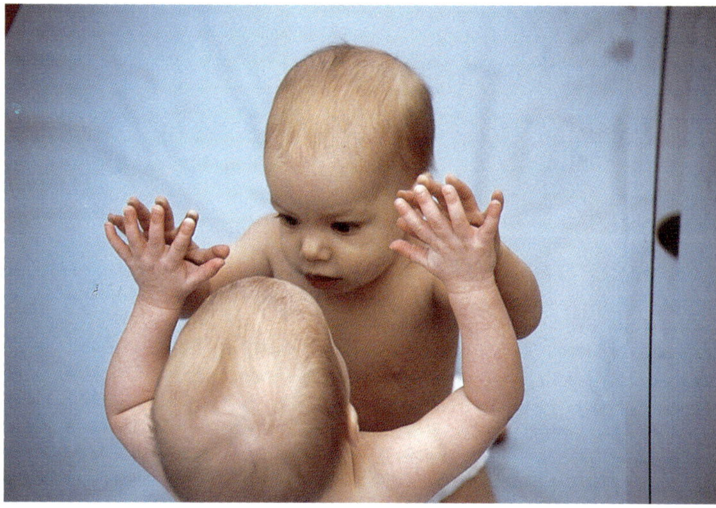

Abb. 138 Es sieht seinem Spiegelbild in die Augen ...

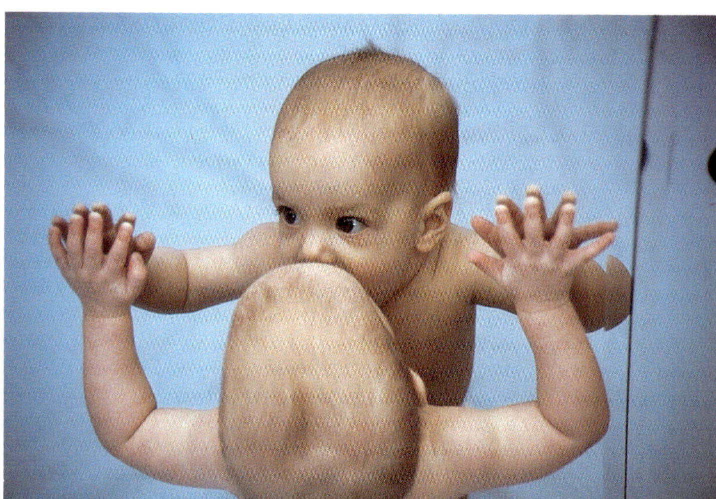

Abb. 139 ... und betastet es mit dem Mund.

**Ende
8. Monat**

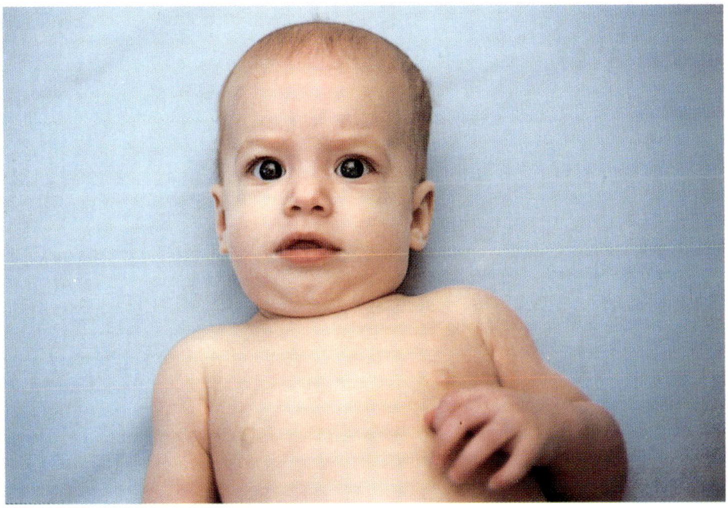

Abb. 140 Sieht Fremde ängstlich an.

Es sieht seinem Spiegelbild in die Augen und betastet es mit dem Mund

Ist das Kind in diesem Alter vor dem Spiegel, so sieht es sich in die Augen und betastet dann mit seinem Mund sein Spiegelbild. Es erkennt sich aber noch nicht als sein Gegenüber.

Ist Fremden gegenüber ängstlich

Seine Skepsis wächst nun von Monat zu Monat. Liegt es auf dem Rücken und sieht seine Bezugsperson nicht mehr, sondern beugt sich ein Fremder über sein Gesicht, so bekommt sein Gesichtsausdruck einen eher ängstlichen Charakter. Einige Kinder weinen sogar nach einer geraumen Zeit.

Ende
9. Monat

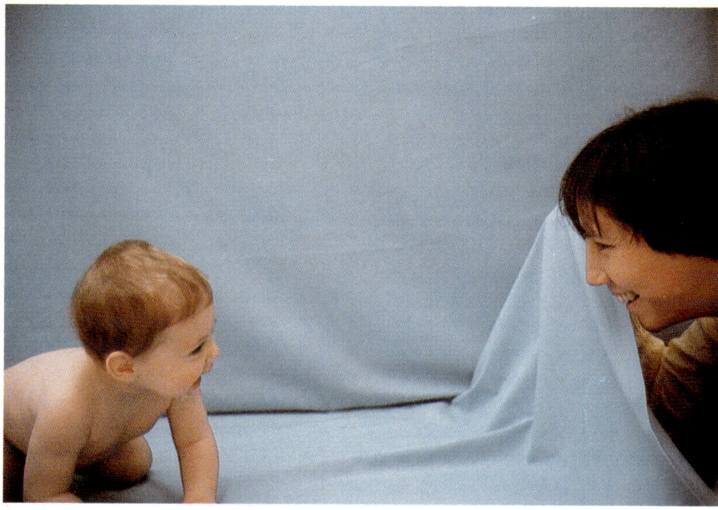

Abb. 141 Spielt gerne Verstecken.

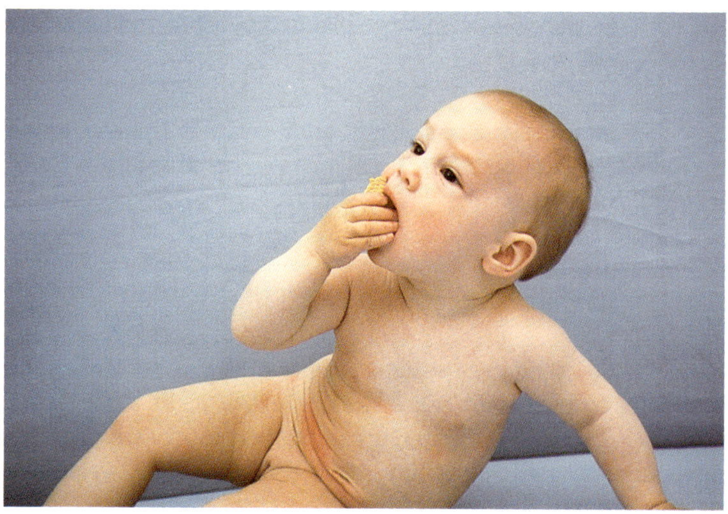

Abb. 142 Ißt selbst einen Keks.

Spielt gerne Verstecken

In diesem Alter findet es schon versteckte Spielsachen. Diese Fähigkeit kann für ein Spiel verwendet werden. Versteckt sich die Mutter hinter einem Tuch und ruft nach dem Kind, so schaut es erwartungsvoll zu der Stelle, woher die Stimme kommt. Erscheint dann hinter dem Tuch das Gesicht der Mutter, so jauchzt es vor Vergnügen. Es freut sich über jede Wiederholung (Bühler/Hetzer).

Ißt selbständig einen Keks

Das Selbständigwerden beginnt mit dem eigenständigen Essen. Gibt man ihm einen Keks, so kann es diesen alleine essen. Später wird es dann das Trinken aus der Tasse und das An- und Ausziehen lernen.

Ende
10. Monat

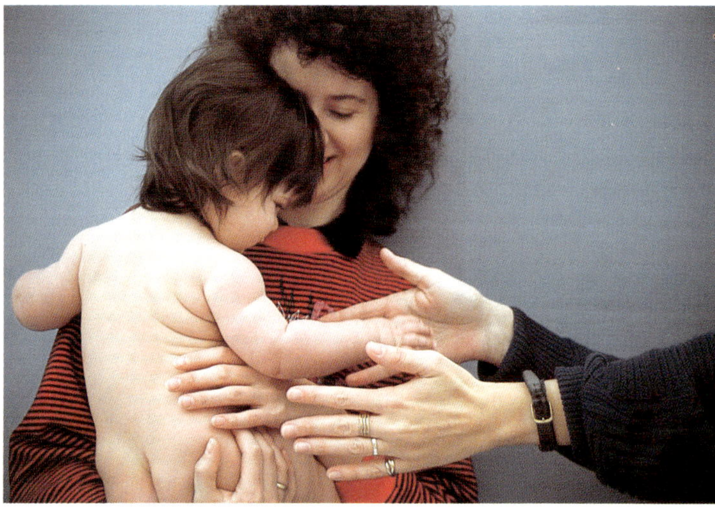

Abb. 143 Wendet sich ...

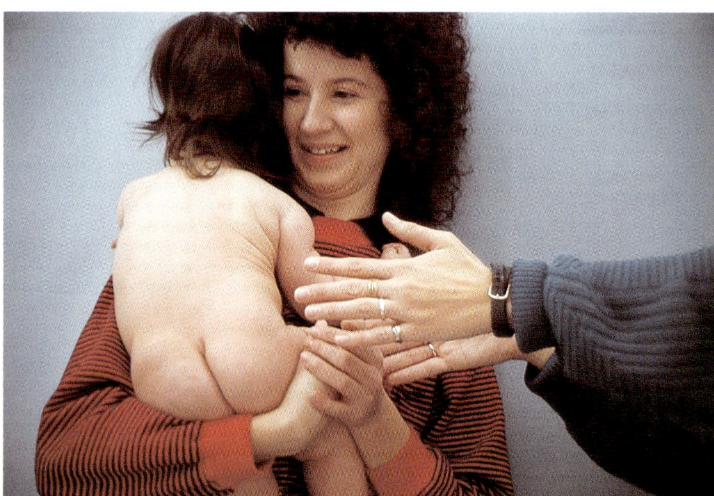

Abb. 144 vom Fremden ab.

Es »fremdelt«

Im zwischenmenschlichen Kontakt weiß es jetzt genau, zu wem es gehört. Versucht ein Fremder es auf den Arm zu nehmen, so wendet es sich prompt von dem Unbekannten ab. Alles, was ihm fremd ist, macht ihm Angst, sowohl fremde Personen als auch fremde Räume. Sobald die Bezugsperson den Raum verläßt, fängt es an zu weinen (MFED).

Tip für Eltern:

Sollten Sie gezwungen sein, die Aufsicht Ihres Kindes einer fremden Person anzuvertrauen, so wäre es hilfreich, wenn die Aufsicht in bekannter Umgebung Ihres Kindes wäre.

Nach der MFED fremdelten 90% der Kinder deutlich in der 43. Woche.

Ende
10. Monat

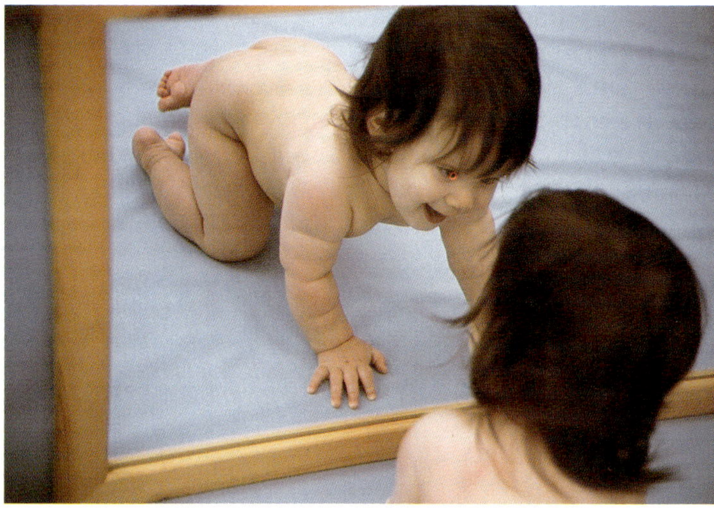

Abb. 145 Lacht und ...

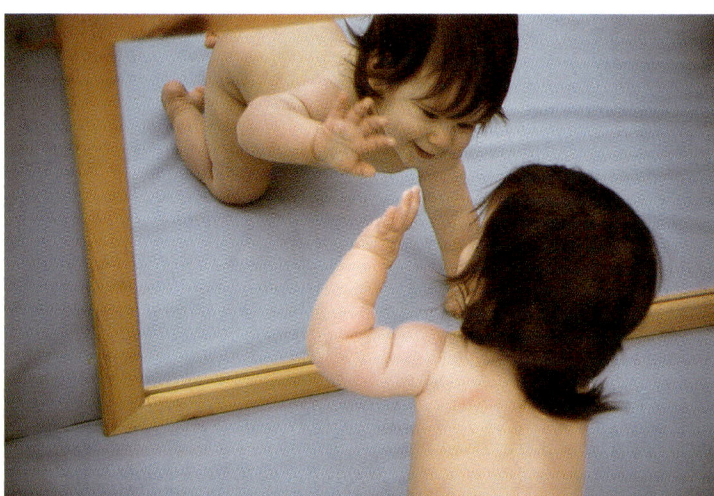

Abb. 146 ... betastet sein Spiegelbild.

Betastet und lacht sein Spiegelbild an

Steht der Spiegel auf dem Boden, so krabbelt das Kind hin, schaut hinein, betastet sein Spiegelbild und lacht es an. Es hat großes Interesse an seinem Spiegelbild, erkennt sich aber noch nicht selbst.

Im 11./12. Monat

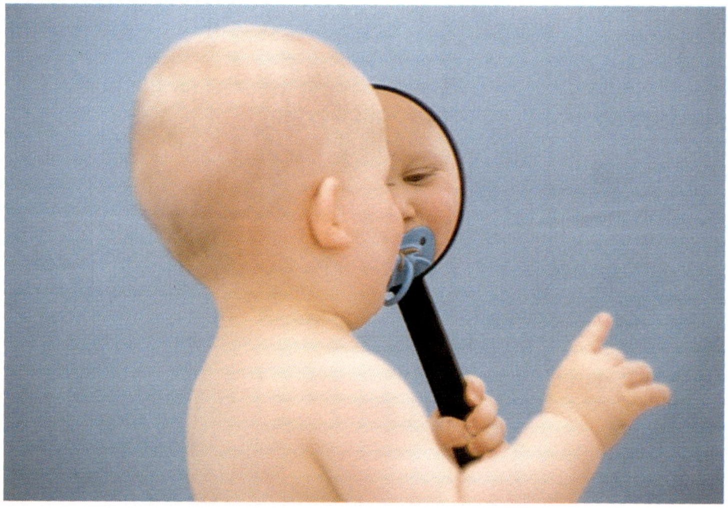

Abb. 147 Dreht Spiegel auf die richtige Seite und sieht hinein.

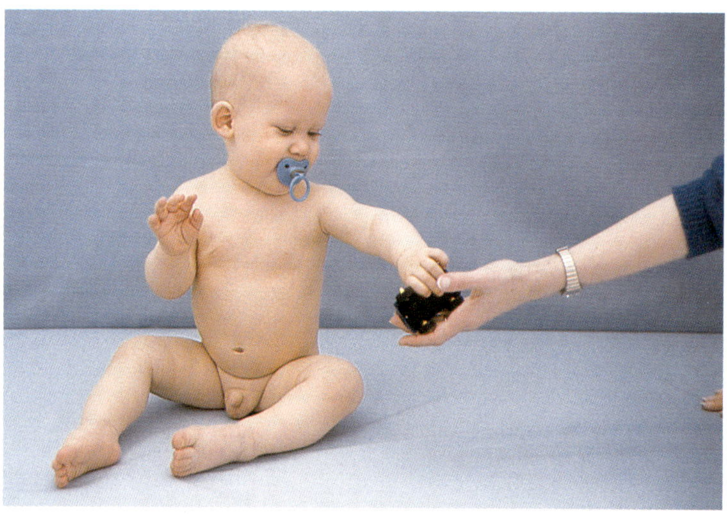

Abb. 148 Übergibt Spielzeug.

Im 11./12. Monat

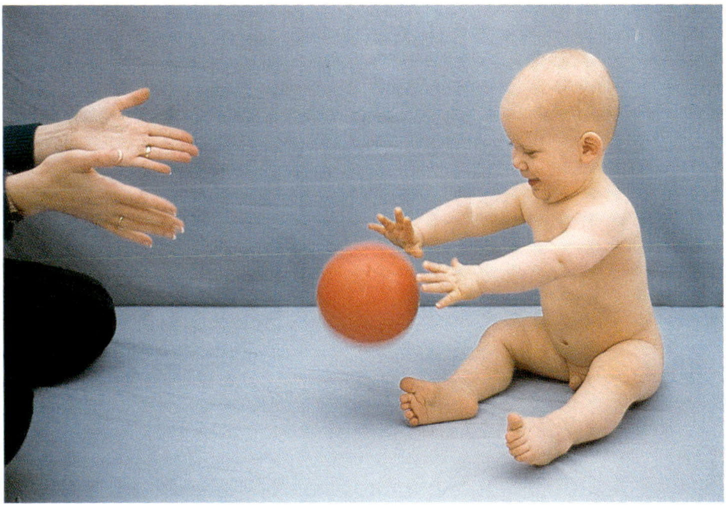

Abb. 149 Erste Ballspiele.

Dreht Spiegel auf die richtige Seite

Zeigen sie Ihrem Kind sein Gesicht im Spiegelbild. Sieht das Kind sich im Spiegel an, so drehen Sie den Spiegel um. Das Kind nimmt den Spiegel, dreht ihn auf die richtige Seite und schaut sich im Spiegel an. Es erkennt schon Vorder- und Rückseite.

Übergibt Spielzeug

Aus dem Wegwerfspiel wird nun eine soziale Tätigkeit. Bittet die Mutter das Kind, ihr den Gegenstand zu geben, so reicht das Kind der Mutter das Spielzeug.

MFED: 90% der Kinder konnten dies mit 52 Wochen.

Erste Ballspiele

Viel Freude haben Kinder in diesem Alter mit dem Ball. Rollt oder wirft man ihnen einen Ball zu, so versuchen sie, diesen wieder zurückzuwerfen. Es kann aber noch nicht gezielt werfen, sondern dies ist eher ein nachahmendes Loslassen beider Hände.

Meilensteine der normalen Bewegungsentwicklung und ihre Alarmzeichen für Fehlhaltungen im ersten Lebensjahr

Jeder weiß, daß der Säugling bei der Geburt noch nicht sitzen, krabbeln oder laufen kann. Dies muß sich erst allmählich entwickeln. Alle Säuglinge in der Welt entwickeln sich in ihrer Bewegung in der gleichen Weise. Deshalb lassen sich Meilensteine erkennen, an denen man ablesen kann, ob sich die Bewegung normal entwickelt oder nicht.

In Bauchlage sind diese Meilensteine vom
3. bis 4. Monat
6. bis 7. Monat
9. bis 10. Monat
12. bis 14. Monat zu erkennen.

In Rückenlage kann man diese Meilensteine vom
3. bis 4. Monat und vom
6. bis 7. Monat beobachten.

Damit Sie bei Ihrem Säugling erkennen können, ob er sich in seiner Bewegung normal entwickelt oder nicht, werden die Meilensteine kurz in den Bildern und im Text dargestellt. Hier keine Zeit zu versäumen und den Kinderarzt aufzusuchen, ist ein Vorteil dieser Zusammenstellung.

Die normale Bauchlage Ihres Säuglings am Ende des 3., Anfang des 4. Monats

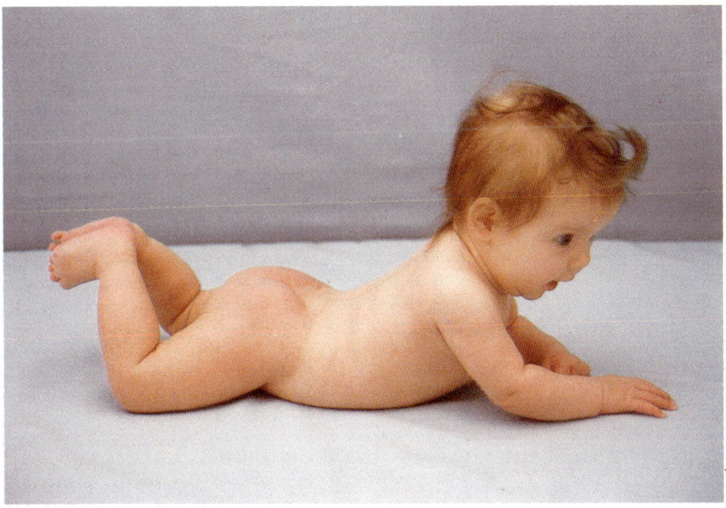

Beachten Sie den Ellbogenstütz mit aufliegendem Becken. Kopf und Unterschenkel sind abgehoben.

Sollte Ihr Säugling in Bauchlage ständig weinen oder vom Bauch auf den Rücken kippen, dann sprechen Sie mit Ihrem Kinderarzt darüber.

Beurteilung des Kopfes:

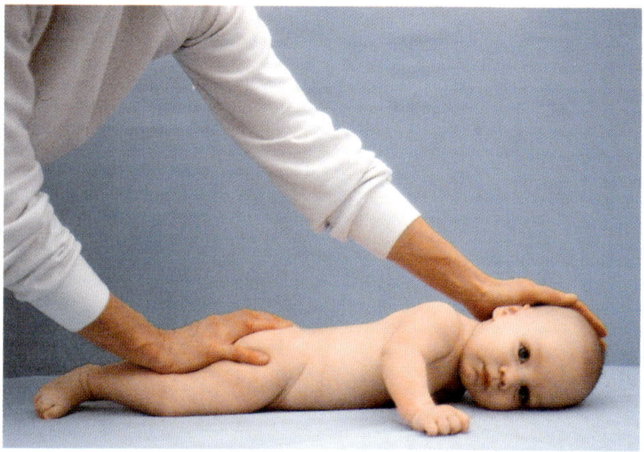

Kopfablegen
zu beiden Seiten.

Beim Schlafen auf dem Bauch kann Ihr Baby den Kopf gleich gut nach rechts und links legen, es bevorzugt keine Seite mehr. Wenn ein Baby immer nur auf der selben Seite liegt, kann es, da die Knochen in diesem Alter noch sehr weich sind, einen schiefen Kopf bekommen. Der Arzt spricht vom sog. Lageschaden.

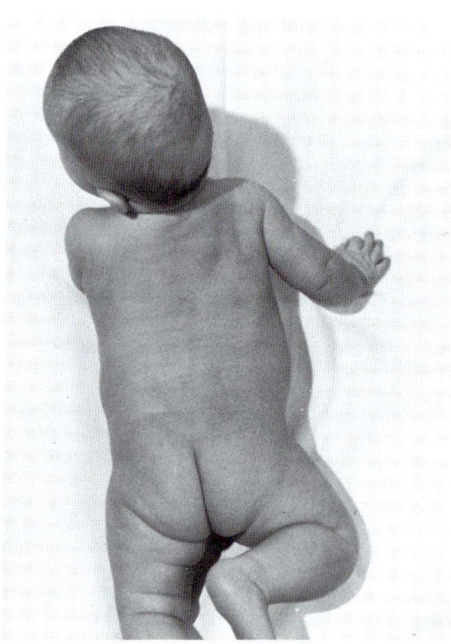

Dieses Kind hat einen rechten abgeflachten Hinterkopf. Ein sog. Lageschaden.

Sollte Ihr Kind immer nur eine Seite bevorzugen, »eine Lieblingsseite haben«, dann sagen Sie dies Ihrem Kinderarzt.

Beurteilung des Rumpfes:

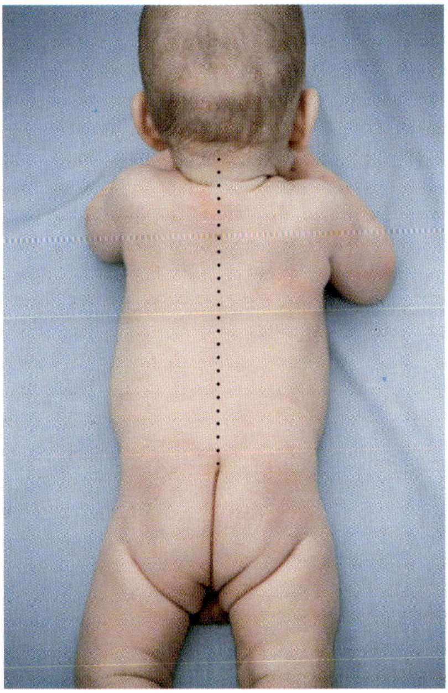

Sein Rumpf ist gerade. Sie können dies so prüfen:

Stellen Sie sich eine gerade Linie vor, die von der Mitte des Hinterkopfes Ihres Babys bis zur mittleren Pofalte geht. Bei dem Kind verläuft die Linie gerade.

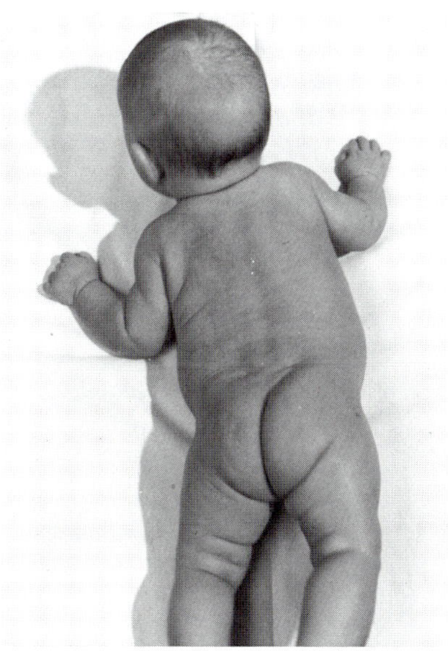

Bei diesem Kind verläuft die Linie von der Mitte des Hinterkopfes bis zur mittleren Pofalte schief.

Wenn die gedachte Linie ständig zu einer Seite schief oder krumm verläuft, ist dies ein wichtiger Grund, Ihr Baby dem Kinderarzt zu zeigen.

Beurteilung der Pofalten:

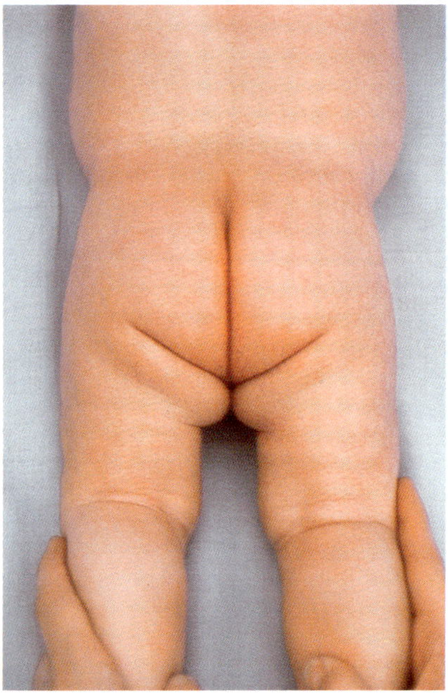

Seine seitlichen Pofalten sind auf beiden Seiten gleich. Dies prüfen Sie so: Sie nehmen die Knie Ihres Babys und halten die Beine gestreckt zusammen.

Bei dem Kind sind die Pofalten gleich (symmetrisch).

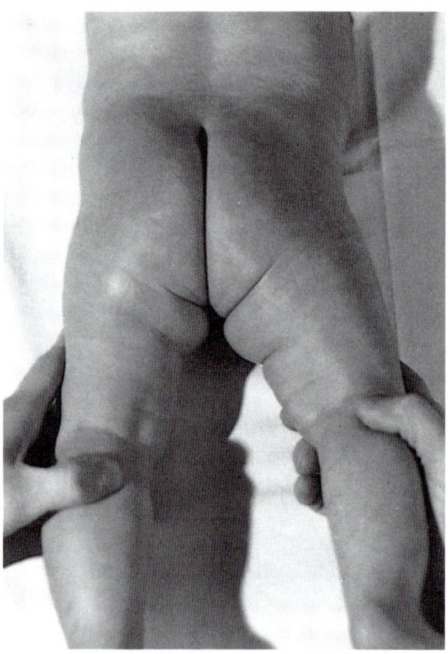

Wenn die Pofalten nicht genau gleich (asymmetrisch) sind, dann zeigen Sie dies unbedingt Ihrem Kinderarzt.

Beurteilung der Beine:

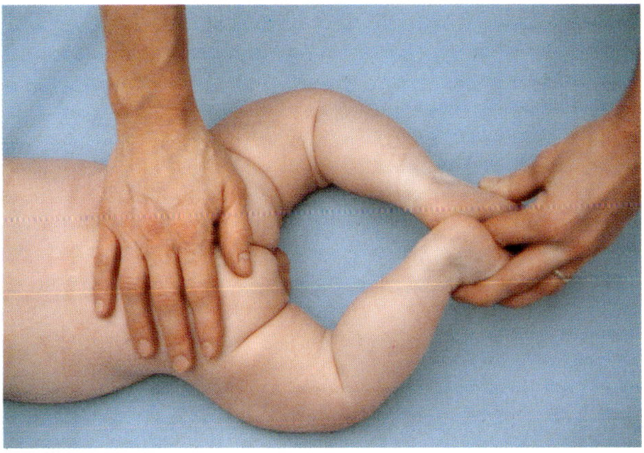

Mit einer Hand halten Sie den Po auf die Unterlage...

Heben Sie nun die Füße so weit hoch, bis die Unterschenkel in den Kniegelenken einen rechten Winkel zu den Oberschenkeln bilden. Diese Bewegung sollte locker und leicht durchgeführt werden können, ohne daß sich dabei der Po von der Unterlage abhebt.

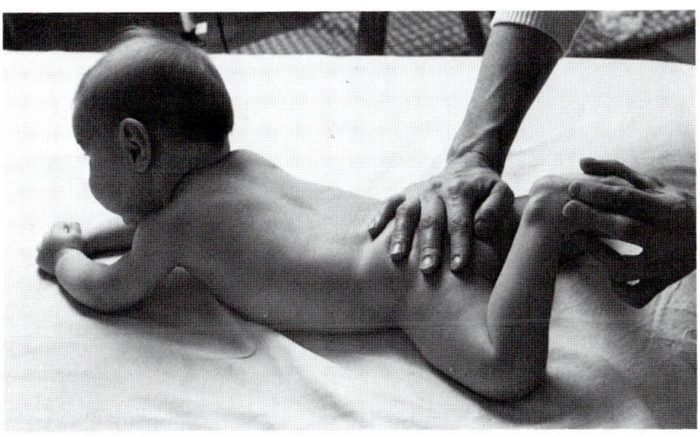

... mit der anderen Hand beugen Sie beide Unterschenkel nach oben. Der Po darf sich nicht von der Unterlage abheben.

Hebt sich bei dieser Unterschenkelbeugung der Po von der Unterlage ab, so ist dies ein Alarmzeichen! Sie sollten dann unbedingt mit Ihrem Kinderarzt sprechen, der Ihnen dieses sog. Collis-Becken-Zeichen genau erläutern wird.

Beurteilung der Arme:

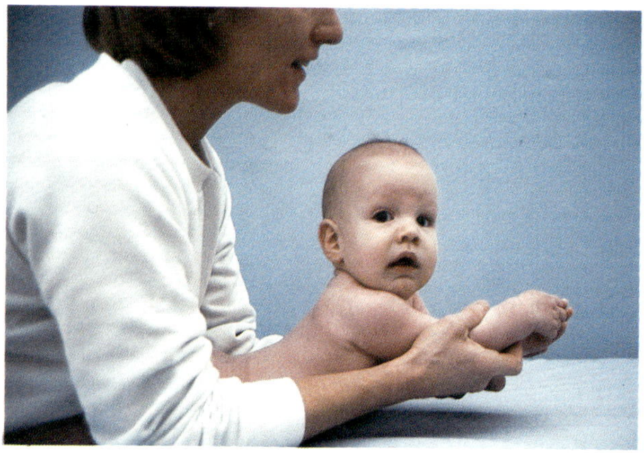

Die richtige Armhaltung. Die Handinnenflächen sehen zueinander, die Daumen zeigen nach oben. Die Aufrichtung ist möglich.

Umfassen Sie beide Ellbogen des Kindes und strecken Sie seine Arme locker nach vorne. Die Handinnenflächen des Kindes sollen einander zugewandt sein; die Daumen zeigen nach oben. Nur in dieser Armhaltung kann sich Ihr Kind auf die Unterarme aufstützen und den Kopf heben.

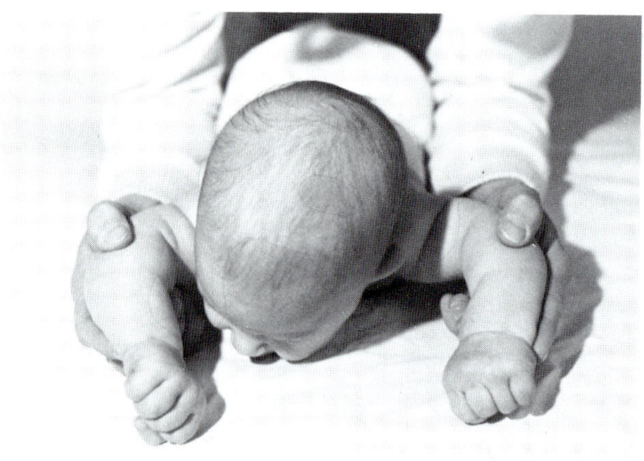

Die falsche Armhaltung. Die Handrücken sehen zueinander, die Daumen sind eingeschlagen. Die Aufrichtung ist nicht möglich.

Sollte es Ihrem Kind schwerfallen, die Daumen nach oben zu halten, und sollte es große Schwierigkeiten mit der richtigen Armhaltung haben, dann sprechen Sie mit Ihrem Kinderarzt darüber.

Die normale Rückenlage Ihres Säuglings am Ende des 3., Anfang des 4. Monats

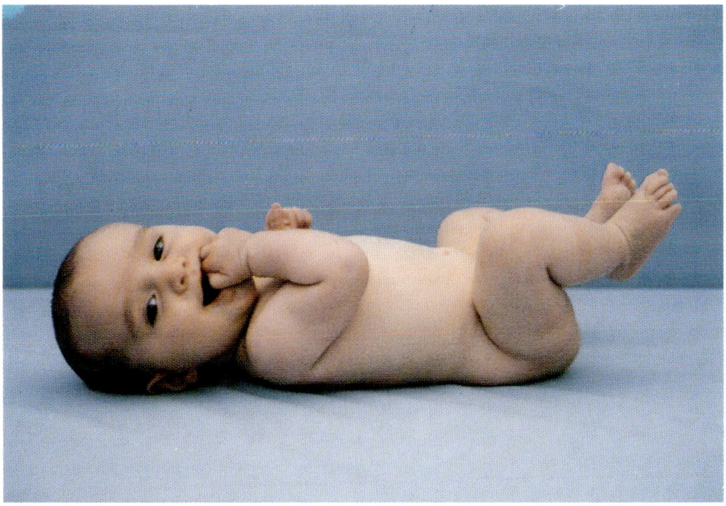

Die normale Rückenlage am Ende des 3., Anfang des 4. Monats. Arme und Beine sind vor dem Körper.

Beachten Sie die Greifbewegung von Händen und Füßen. »Auge-Hand-Mund-Koordination«. Der Rumpf ist gerade.

Beurteilung der Hand:

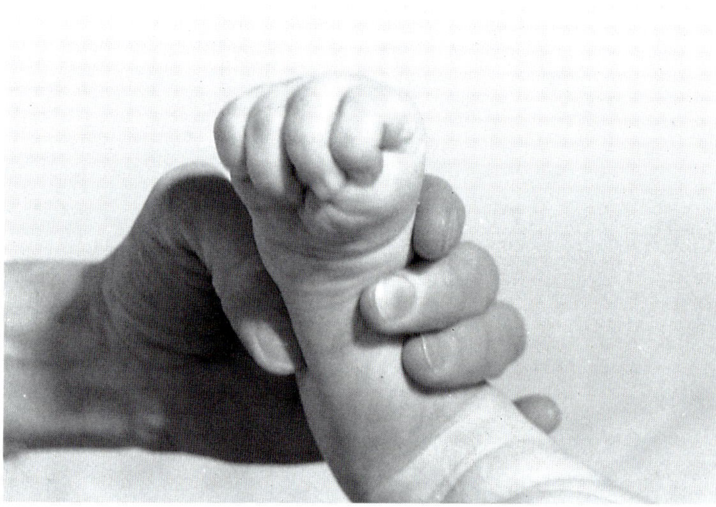

Die feste Fausthaltung ist verschwunden, die Daumen sind nicht eingeschlagen, d. h. sie werden nicht in der Hand gehalten.

Hier ist der Daumen eingeschlagen.

Sollte Ihr Kind zum Handöffnen seinen Daumen immer nach innen halten, zeigen Sie es Ihrem Kinderarzt.

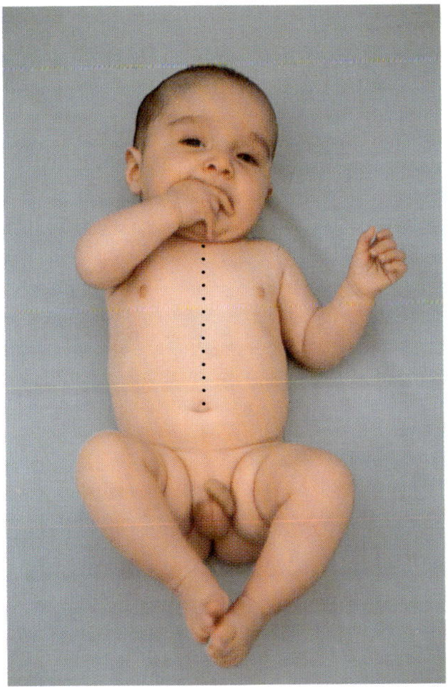

Beurteilung des Oberkörpers:

Der Oberkörper ist gerade. Kopf, Rücken und Po liegen auf der Unterlage.

Auch dies können Sie überprüfen:

Denken Sie sich eine gerade Linie durch die Mitte des Körpers über Nase-Kinn-Brustbein-Bauchnabel und Schambein. Von dieser Mittellinie aus sollen beide Brusthälften rechts und links gleich stark gewölbt sein.

Bei diesem Kind verläuft die Nase-Kinn-Brustbein-Bauchnabel-Schambein-Linie gerade.

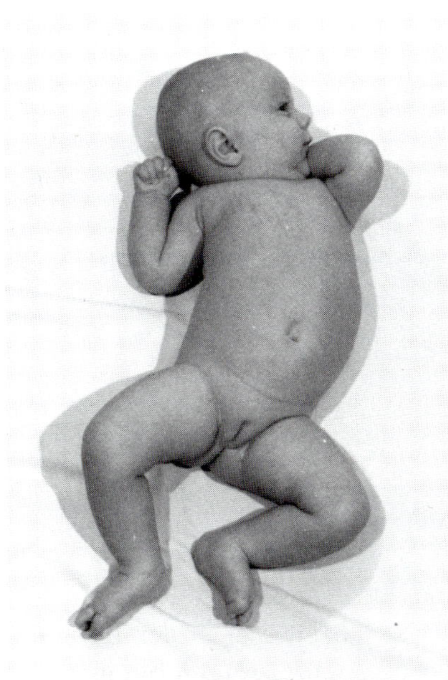

Bei diesem Kind verläuft die Nase-Kinn-Brustbein-Bauchnabel-Schambein-Linie schief.

Sollte bei Ihrem Kind die Linie ständig zu einer Seite schief verlaufen, dann sprechen Sie mit Ihrem Kinderarzt.

Beurteilung der Arme:

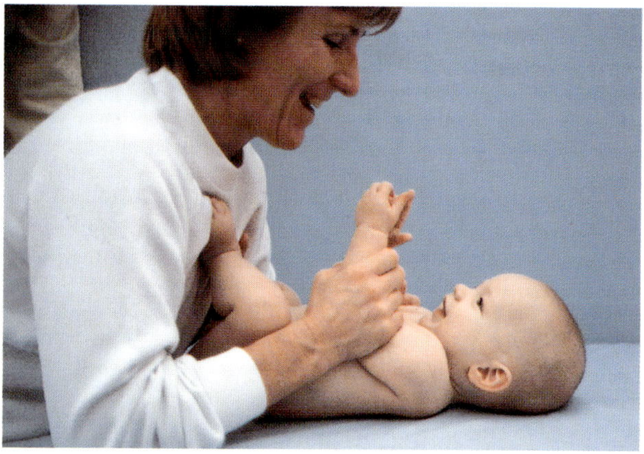

Das »Hand-Hand-Zusammenspiel«. Die Hände öffnen sich spielerisch.

Fassen Sie die Arme Ihres Kindes an den Ellbogen und führen Sie seine Hände zusammen. Streichen Sie nun die Hände aneinander, bis sie sich locker öffnen mit diesem Hand-Hand-Zusammenspiel.

Drückt Ihr Kind beim Vorbringen der Arme seinen Kopf nach hinten auf die Unterlage, ist dies kein gutes Zeichen. Reden Sie dann dringend mit Ihrem Kinderarzt.

Beurteilung der Beine:

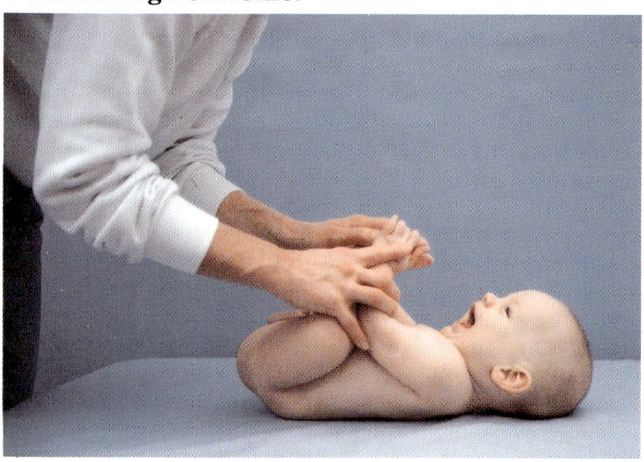

Das »Fuß-Mund-Spiel«. Sie führen die Zehen des Kindes abwechselnd zum Mund.

Die Beine sind in Hüfte und Knie angewinkelt. Die Oberschenkel sind weit gespreizt. Die Füße berühren sich in der Luft und spielen miteinander. Die Beweglichkeit der Beine können Sie mit dem »Fuß-Mund-Spiel« überprüfen: Sie führen die Zehen des Kindes abwechselnd zum Mund.

Sollte Ihr Kind beim »Fuß-Mund-Spiel« sich gegen die Beinbeugung sperren, so sprechen Sie mit Ihrem Kinderarzt.

Die normale Bauchlage Ihres Säuglings am Ende des 6., Anfang des 7. Monats

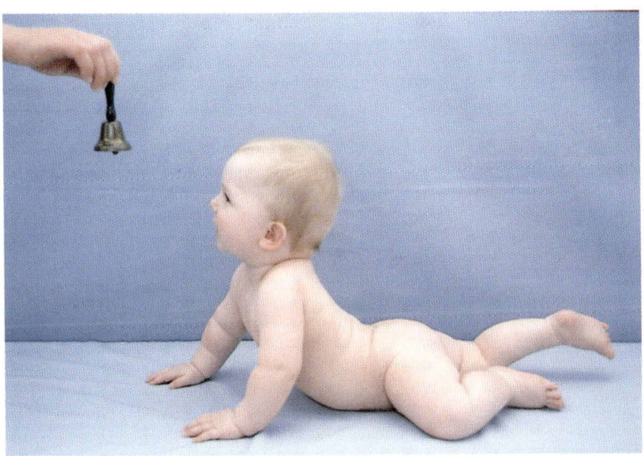

Beachten Sie den Handstütz mit aufliegendem Becken. Kopf, Brust, manchmal auch der Bauch und die Unterschenkel, werden von der Unterlage abgehoben.

Beurteilung der Hände:

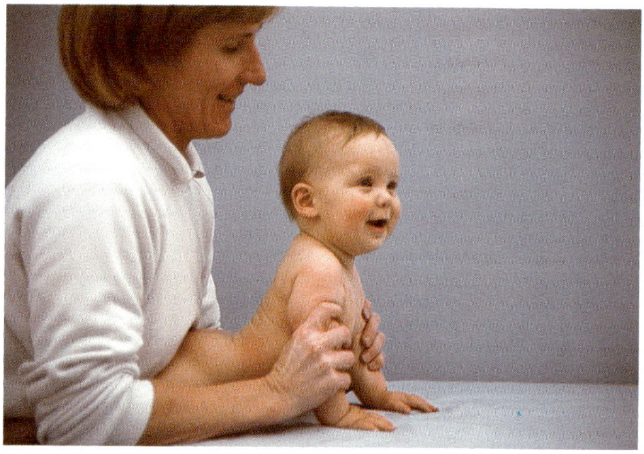

Der »Ellbogen-Unterarm-Griff« zum Abstützen der gestreckten Arme. Das Becken und die abgespreizten Oberschenkel liegen dabei auf der Unterlage. Umfassen Sie nun mit Ihren Händen die gestreckten Ellbogen und Unterarme des Kindes. Halten Sie seine Arme so nach vorne gestreckt, daß es sich nur noch auf die Hände abstützt und die Hände vor den Schultern liegen. Der Po des Kindes soll dabei auf der Unterlage liegen bleiben.

Falls Ihr Kind die Hände ständig faustet oder die Hand im Handgelenk seitlich nach außen abgleitet, dann sprechen Sie mit Ihrem Kinderarzt.

Die normale Rückenlage Ihres Säuglings am Ende des 6., Anfang des 7. Monats

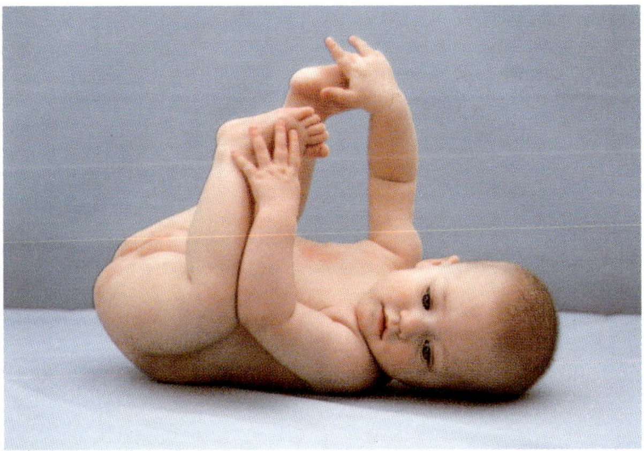

Beachten Sie Auge-Hand-Mund-Fuß-Koordination.

Ihr Kind kann nun beide Füße in die Hände nehmen. Es schaut sich Hände und Füße an, spielt mit ihnen und steckt die Zehen in den Mund.

Jetzt lernt ihr Kind seine erste Fortbewegung, »das Drehen vom Rücken auf den Bauch«. Es bleibt nun nicht mehr auf dem Rücken liegen.

Beurteilung der Beugespannung des Körpers:

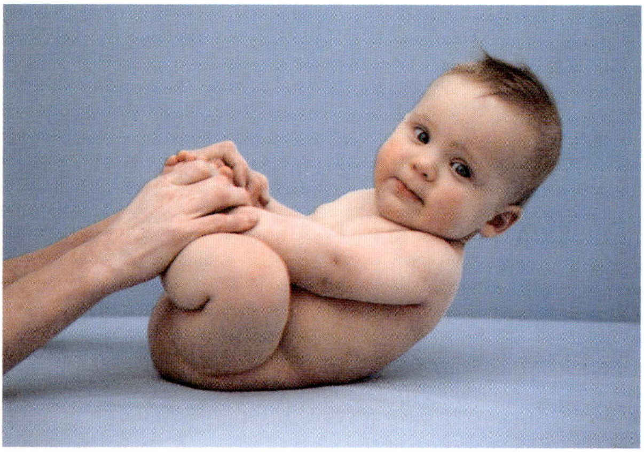

Halten Sie die Unterarme und Unterschenkel Ihres Kindes mit Ihren Händen zusammen und ziehen sie diese nach unten zu sich heran. Die Beine des Kindes sollen dabei gebeugt am Körper bleiben. Mit der Beugespannung des Körpers hebt das Kind den Kopf von der Unterlage ab. Die vordere Muskelpartie des Rumpfes spannt sich an. Das Kind hebt seinen Kopf von der Unterlage ab und zieht seine Beine zu sich heran.

Sollte dabei der Kopf nach hinten fallen, dann zeigen Sie dies unbedingt Ihrem Kinderarzt.

Die normale Bauchlage Ihres Säuglings im 9.–10. Monat

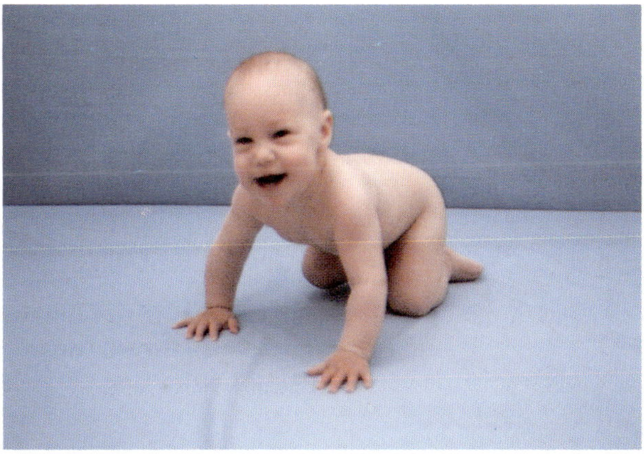

Ihr Kind wippt jetzt auf Händen und Knien hin und her. Dabei verlagert es sein Gewicht gleichmäßig auf Arme und Beine. Aus diesem Schaukeln heraus entsteht das Krabbeln.

Erst jetzt lernt Ihr Kind, sich alleine hinzusetzen. Dabei setzt es sich über den sog. Vierfüßlerstand auf die Seite – zum Seitsitz – und dann zum eigentlichen Sitzen, dem sog. Langsitz.

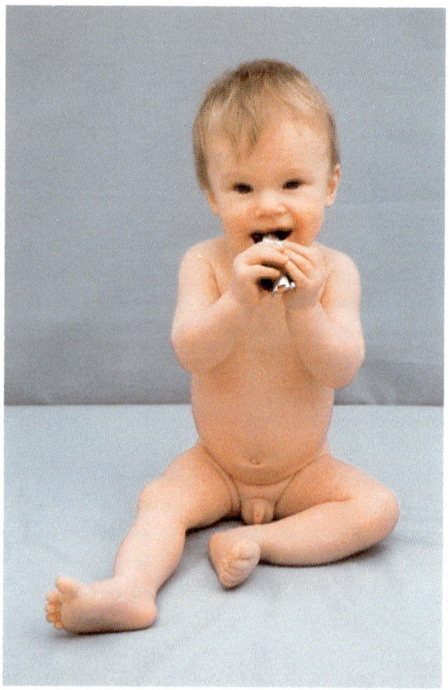

Beurteilung des Sitzens:

Das Kind hat den sog. Langsitz über das Krabbeln selbst entdeckt. Jetzt darf es hingesetzt werden.

Früher wurde angenommen, daß ein Kind zwischen dem 6. und 7. Monat sitzen könne und viel hingesetzt werden soll. Dabei kann es sich zwar für ein paar Sekunden hingesetzt halten, aber es kommt noch nicht von alleine zum Sitzen.

Zu frühes Hinsetzen nützt nichts, es fördert sogar Haltungsfehler der Wirbelsäule.

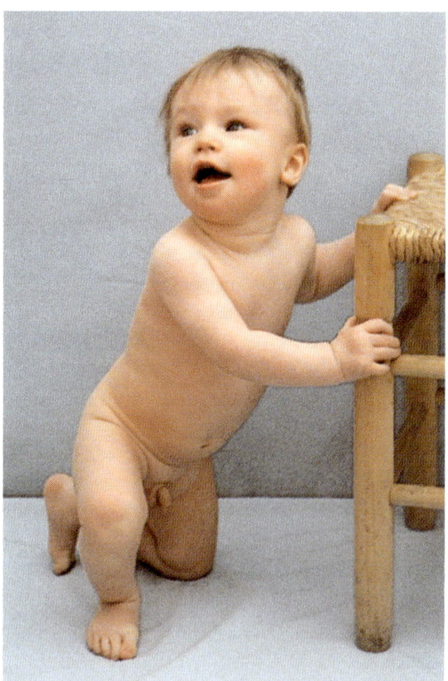

Beurteilung des Hochziehens zum Stehen:

Hochziehen an Gegenständen. Das Kind stellt ein Bein vor und zieht das andere Bein nach. Das Kind krabbelt zu einem festen Gegenstand, wie z. B. zu Möbelstücken, und zieht sich mit den Armen hoch. Dabei stellt es ein Bein vor und kommt über den sog. Halbkniestand zum Stehen.

Sollte Ihr Kind beim Hochziehen zum Stehen ständig beide Beine zusammen nachziehen, dann zeigen Sie dies Ihrem Kinderarzt.

Die normale Entwicklung Ihres Säuglings im 12.–16. Monat

Spielen in der Hocke:

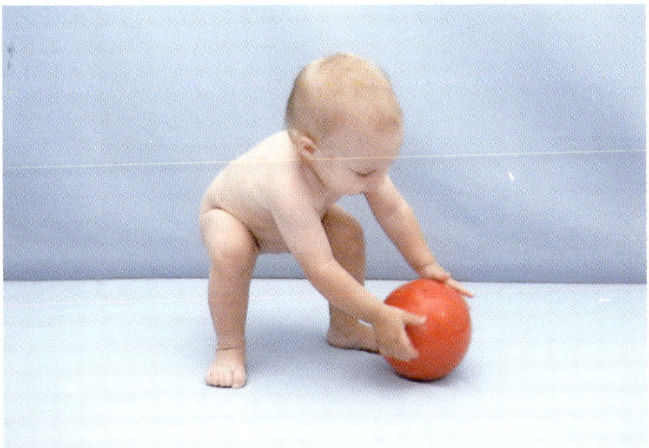

In dieser Haltung spielt das Kind häufig über längere Zeit. Die Hocke ist für das Alter von 12–16 Monaten typisch und sollte als »Standvorbereitung« möglichst von allen Kindern eingenommen werden. Kinder, die nicht gerne in der Hocke spielen, haben oft nicht die Beinbeweglichkeit, die sie zum Laufen benötigen.

Wenn das Kind schon die ersten selbständigen Schritte macht und nicht kurzfristig in der Hocke spielt, dann sprechen Sie mit dem Kinderarzt.

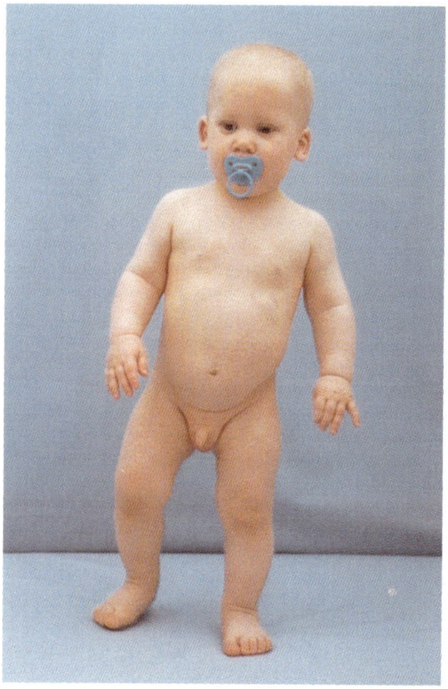

Beurteilung des Standes:

Damit Ihr Kind länger frei stehen kann, muß es lernen, die Körperbalance zu halten. Dieses Ausbalancieren kann man an den Füßen beobachten.

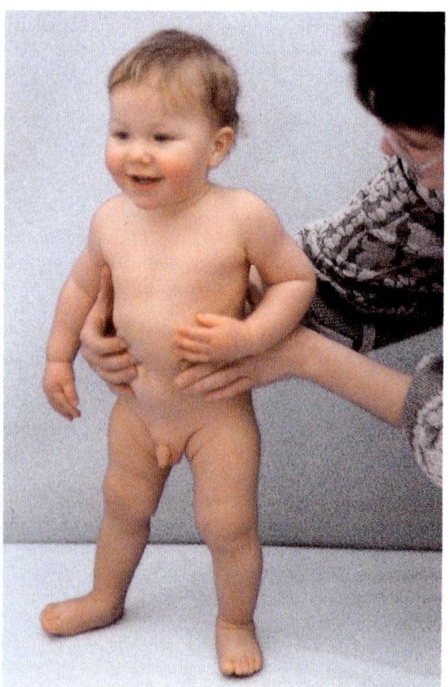

Beurteilung der Gleichgewichtsreaktionen der Füße:

Das Kind steht mit dem Rücken breitbeinig vor Ihnen. Wenn Sie jetzt mit Ihren Händen das Gewicht des Kindes an seinen Hüften nach hinten verlagern, dann zeigt sich an den Füßen folgende Reaktion:

Das Kind hebt sofort seine Zehen und Vorderfüße von der Unterlage ab, es belastet nur noch die Fersen.

Sollte das Kind bei der Gewichtsverlagerung nach hinten die Vorderfüße nicht von der Unterlage abheben und sollte es im Rumpfbereich unsicher werden oder sogar zittern, dann sprechen Sie mit dem Kinderarzt.

Dank

Für das Entstehen dieses Buches habe ich herzlich zu danken. Zunächst gilt mein Dank den mir anvertrauten, in der Bewegung auffälligen, Kindern. Mit der Erfahrung jahrelanger Behandlungen vermittelten sie mir die wichtigen Voraussetzungen für die Bewegungsentwicklung. Diese Erkenntnisse sind Grundlage dieses Buches.

Dann danke ich meiner Lehrerin, Frau Primaria Dr. MARGIT HOCHLEITNER, bei der ich grundlegende Erkenntnisse über die Entwicklungsneurologie von Säuglingen während eines halbjährigen Praktikums und bei einem Bobath-Kurs, 1970 in Innsbruck, erfahren habe.

Mein Dank gilt besonders Herrn Dr. VÁCLAV VOJTA, bei dem ich die neurologischen Grundlagen der normalen Bewegungsentwicklung klar lernte, so daß daraus fundamentale Anregungen für dieses Buch entstanden. Mit dem Erlernen der VOJTA-Methode 1977, wurde es mir ermöglicht, oftmals bewegungsgestörte Säuglinge zum Laufen zu verhelfen. Bei der Durchsicht der Abbildungen dieses Buches gab er mir hilfreiche Anregungen.

Für die zahlreichen Bilder danke ich allen Müttern, die mir in den letzten drei Jahren ihre Säuglinge zum Fotografieren zur Verfügung stellten.

Herzlich danken möchte ich meinem Vater, Herrn Prof. Dr. THEODOR HELLBRÜGGE, für seine Anregung, mich mit der Entwicklung von Säuglingen zu befassen.

Mein Wunsch ist es, daß dieses Buch allen Kindern zu einer ungestörten normalen Bewegungsentwicklung verhilft.

BARBARA ZUKUNFT-HUBER

Literaturverzeichnis

Avalle, C., Schmid, R. G.: Die Entwicklung der Aufrichtung in der Bauchlage bis zum 6. Lebensmonat. »der kinderarzt«, 14, Nr. 1, S. 22–24, 1983

Avalle, C., Schmid, R. G.: Die Entwicklung in der Rückenlage der Spontanmotorik bis zum 6. Lebensmonat. »der kinderarzt«, 14, Nr. 2, S. 141–146, 1983

Avalle, C., Schmid, R. G.: Die Entwicklung der Fortbewegung in der zweiten Hälfte des Säuglingsalters. »der kinderarzt«, 14, Nr. 3, S. 275–280, 1983

Avalle, C., Kindermann, E., Schmid, R. G., Coburger, A.: Hautreflexe im Säuglingsalter. »der kinderarzt«, 15, Nr. 1, S. 21–25, 1984

Avalle, C., Schmid, R. G.: Serienphotografische Darstellung der orofazialen Reflexe im Säuglingsalter »der Kinderarzt«

Bauer, H.: Das symptomatische Risikokind von der Zustandsbeschreibung zur Differentialdiagnose einer Entwicklungsstörung. „Krankengymnastik“ 41, Nr. 11, S. 1105–1119, 1989

Bauer, J.: Kriechphänomen des Neugeborenen. Klin. Wschr. 5, 1468, 1926

Bayley, N.: The development of motor abilities during the first three years. Society for research in child development national council Washington. D. C. 1935 Kraus reprint Co., Millwood New York 1976

van Blankenstein, M., Welbergen, U. R., de Haas, J. H.: le développement du nourrisson. Presses Universitaires de France, Paris 1962

Bobath, B.: Die motorische Entwicklung bei Zerebralparesen. 3. Aufl., Thieme, Stuttgart 1989

Brunet, O., Lezine, I.: Le développement psychologique de la première enfance. Presses Universitaires de France, Paris 1965, 1971

Bühler, Ch., Hetzer, H.: Kleinkindertests vom 1. bis zum 6. Lebensjahr. Johann Ambrosius Barth, München, 1961, 1966, *1972*

Dobler, H. J., Schmid, F.: Infantile Zerebralparese. Fortschritte der Med. Schwappach & Co, München/Gauting, 1974

Ernst, B.: Grundsätze der neuromotorischen und psychologischen Entwicklungsdiagnostik. Enke, Stuttgart, 1983

Ernst, W. K.: Horizontale Seithängereaktion nach Collis und psychomotorische Entwicklung. »der kinderarzt«, 19, S. 1299–1304, 1988

Ernst, W. K.: Vertikale Hängereaktion nach Collis und psychomotorische Entwicklung. »der kinderarzt«, 12, S. 1771–1777, 1989

Feldkamp, M., Matthiaß, H. H.: Diagnose der infantilen Zerebralparese im Säuglings- und Kindesalter. Thieme, Stuttgart, 1988

Feldkamp, M., von Aufschnaiter, D., Goyke, M., Baumann, J. U., Danielcik, I.: Krankengymnastische Behandlung der infantilen Zerebralparese. Pflaum, München 1989

Flehmig, I., Schloon, M., Uhde: Denver-Entwicklungsskalen. Testanweisung, Spastikverein Hamburg, 1973

Flehmig, I.: Normale Entwicklung des Säuglings und ihre Abweichungen. 2. Aufl., Thieme, Stuttgart 1983

Frankenburg, W. K., Thorton, S. M., Cohr, M. E.: Entwicklungsdiagnostik bei Kindern. Thieme, Stuttgart 1986

Garliner, D.: Myofunktionelle Diagnose und Therapie der gestörten Gesichtsmuskulatur. Zahnärztlich – Medizinisches Schrifttum – München, 1980

Gesell, A., Amatruda, C. S.: Developmental Diagnosis. Harper & Row, New York 1969

Gesell, A., Ilg, F. L., Learned, J., Ames, L. B. – deutsche Übersetzung Bargmann-Heckenbach: Säugling und Kleinkind in der Kultur der Gegenwart. Christian-Verlag, Bad Nauheim, Hochschule für internationale Pädagogische Forschung, 1952

Göb, A.: Die fortlaufende Überprüfung der frühkindlichen Hirnschäden an der motorischen Entwicklung und dem Reflexverhalten. Zeitschrift für Orthopädie und ihre Grenzgebiete. 103. Band, 2. Heft, S. 221–240, Enke, Stuttgart 1967

Griffiths/Brandt, I.: Griffiths Entwicklungsskalen zur Beurteilung der Entwicklung in den ersten beiden Lebensjahren. Beltz, Weinheim, Basel 1983

Hellbrügge, Th., Mitarb.: zitiert als MFED.: Münchner Funktionelle Entwicklungsdiagnostik. Urban & Schwarzenberg, München, Wien, Baltimore, 1978

Hellbrügge, Th., Döring, G.: Das Kind von 0 bis 6. mvg moderne Verlags GmbH, München, S. 201, 249–255, 1986

Hellbrügge, Th., Mitarb.: Fortschritte der Sozialpädiatrie 8. Screening- und Vorsorgeuntersuchungen im Kindesalter. Hansisches Verlagskontor, Lübeck 1985

Herzka, H. St.: Das Kind von der Geburt bis zur Schule. Schwabe & Co., Basel 1975

Hochleitner, M.: Pathologische Haltungs- und Bewegungsmuster beim zerebralparetischen Säugling. Fortschr. Med. 87. Jg., Nr. 27, 1969

Illingworth, R. S.: The development of the infant and young child normal and abnormal. London, Edinburgh: E. S. Livingstone 1960, 1972, 1975

Kiphard, E. J.: Wie weit ist mein Kind entwickelt? modernes lernen, Dortmund, 1987

Koch, A.: Die sensorische Entwicklung unter spezieller Berücksichtigung der Spielentwicklung. KG-intern 8, Nr. 1, S. 37–40, 1990

Maier, E.: Über 1000 Ärzte empfehlen ... Lauflernschuhe? »der kinderarzt«, 15, Nr. 10, S. 1308–1310, 1984

Maier, E.: 25 Jahre Kinderschuhreform: Was wurde erreicht? Sozialpädiatrie, 11, Nr. 10, S. 712–717, 1989

Peiper, A.: Die Eigenart der kindlichen Hirntätigkeit. Georg Thieme, Leipzig 1949

Peters, A.: Bewegungsanalysen und Bewegungstherapie im Säuglings- und Kleinkindalter. Gustav Fischer, Stuttgart 1979

Piaget, J., Inhelder, B.: Die Psychologie des Kindes. dtv, Klett – Cotta, Stuttgart, 1980

Piaget, J., Fatke, R.: Meine Theorie der geistigen Entwicklung. Kindler, München 1981

Pikler, E.: Grundlegende Körperlagen und Bewegungen bei Säuglingen und Kleinkindern. »der kinderarzt«, 11, Nrs. 3–8: S. 347–351, 503–504, 673–675, 812–820, 967–968, 1089–1091; 1980

Pikler, E.: Laßt mir Zeit. Pflaum, München 1988

Schamberger, R.: Die »Gesell-Entwicklungsskalen«. »der kinderarzt«, Nr. 3, S. 142–145, 1973

Schmid, R. G.: Zur Entwicklung des Greifens im Säuglingsalter. »der kinderarzt« 16, Nr. 4, S. 505–510, 1985

Schmid, R. G., Lensing, D., Avalle, C., Kostantopoulos, G., Schmid, K.: Neurologische Befunde bei der Zerebralparese im Säuglings- und Kleinkindesalter. »der kinderarzt« 16, Nr. 1, S. 22–30, 1985

Schmidt-Kolmer, E.: Verhalten und Entwicklung des Kleinkindes, Akademie-Verlag, Berlin1959

Spitz, René A.: Die Entstehung der ersten Objektbeziehungen. Direkte Beobachtungen an Säuglingen während des ersten Lebensjahres. Klett, Stuttgart 1973

Uźgiris, I. C., Hunt, J. McV.: Assessment in Infant. Ordinalscales of psychological development. Urbana. University of Illinois Press, 1975

Uźgiris, I. C., Hunt, J. McV.: Skalen der sensomotorischen Entwicklung. University Park Press 1980. Deutsche Bearbeitung 1986, Beltz Test GmbH Weinheim

Vojta, V.: zitiert als Vojta: Die cerebralen Bewegungsstörungen im Säuglingsalter. Enke, Stuttgart, 1984

Vojta, V., Schweizer.: Das erste Lebensjahr. Hängeplakat, Hansisches Verlagskontor, Lübeck, Ende der 70er Jahre (Vojta).

Vojta, V.: Die posturale Ontogenese als Basis der Entwicklungsdiagnostik. »der kinderarzt«, 20, S. 669–764, 1989

Wassermeyer, D., Vojta, V.: Aufgaben des Therapeuten bei der Krankengymnastik des symptomatischen Risikokindes nach Vojta. „Krankengymnastik" 41, Nr. 3, S. 1120–1130, 1989

Zukunft-Huber, B.: Moderne Säuglingsgymnastik. Trias, Thieme, Hippokrates, Enke, Stuttgart 1989

Zukunft-Huber, B.: Neue Gesichtspunkte zur Bewegungsentwicklung. Krankengymnastik, 42, Nr. 3, S. 282–285, 1990: zitiert als Vorwort.

Zukunft-Huber, B.: Wissenswertes über Babygeräte. »der kinderarzt«, 13, Nr. 6, S. 897–899 u. Nr. 7, S 1076–1081, 1982

Zukunft-Huber, B.: Schoßfüttern. »der kinderarzt«, 10, Nr. 11, S. 1658–1659, 1979

Zukunft-Huber, B.: Meilensteine der normalen Bewegungsentwicklung und ihre Alarmzeichen für Fehlhaltungen im 1. Lebensjahr. Plakat für Alete 1986 bei Alete, München, erhältlich

Zukunft-Huber, B.: Säuglingsgymnastik für das erste halbe Jahr. Poster für Humana 1986, bei Humana-Milchwerke, Herford, erhältlich